PUNTOS DE ACTIVACIÓN
Manual de autoayuda
Movimiento sin dolor

Donna Finando, L.Ac., L.M.T.

Traducción por Ramón Soto

Inner Traditions en Español
Rochester, Vermont • Toronto, Canada

Inner Traditions en Español
One Park Street
Rochester, Vermont 05767
www.InnerTraditions.com

Inner Traditions en Español es una división de Inner Traditions International

Copyright © 2005 de Donna Finando
Traducción © 2009 de Inner Traditions International

Titulo original: *Trigger Point Self-Care Manual: For Pain-Free Movement* publicado por Healing Arts Press, sección de Inner Traditions International

Nota al lector: El propósito de este libro es que sirva de guía informativa. Los remedios, métodos y técnicas aquí descritos tienen por objeto servir de complemento, no de sustituto, a la atención médica profesional. No deben utilizarse para tratar dolencias graves sin haber consultado antes a un profesional calificado de la salud.

ISBN: 978-1-59477-280-1

Impreso y encuadernado en Canadá por Transcontinental

10 9 8 7 6 5 4 3 2 1

Ilustraciones de los músculos por Polan & Waski
Ilustraciones de estiramiento por Jane Waski

Diseño del texto por Jon Desautels; diagramación del texto por Priscilla Baker
Este libro ha sido compuesto con la tipografía Bembo y la presentación, con las tipografías Warnock y Myriad

Contenido

Introducción

El movimiento es vida. Todos nos movemos; algunos encontramos regocijo en el movimiento. Todos deberíamos poder movernos sin dolor. En la niñez nos movíamos y jugábamos con abandono; el movimiento nos resultaba natural, asequible. En la adolescencia y la juventud bailábamos y practicábamos deportes. Quizás sufríamos alguna que otra lesión, pero ésta tardaba pocos días en sanar.

Ahora somos adultos y seguimos moviéndonos. Somos atletas. Somos bailarines, viajeros interurbanos, madres, jardineros, contadores, camioneros, abogados, esquiadores, masajistas, carpinteros. A veces nos excedemos en los movimientos; a veces no nos movemos lo suficiente. Y en algunas ocasiones nos movemos de maneras que producen dolor. Saltamos más de la cuenta o lo hacemos a alturas excesivas, resbalamos en el hielo, acarreamos equipajes demasiado pesados por aeropuertos inmensos. Pasamos demasiado tiempo sentados, o frente a la pantalla de la computadora o, tan pronto llega la primavera, dedicamos demasiado tiempo a limpiar un jardín que recibió muy poca atención durante el invierno.

Al levantarse uno o dos días después de hacer esos esfuerzos, ¿se ha percatado de que algo anda mal? Tal vez siente un dolor verdaderamente intenso en el hombro. No se siente cómodo cuando extiende o mueve los brazos al vestirse y le produce dolor el acto de extender la mano para colocarse el cinturón de seguridad. Las radiografías de los hombros no muestran nada concluyente. Su ortopedista le dice que quizás se trate de tendinitis o de bursitis y le receta medicamentos antiinflamatorios.

Una o dos semanas después siente que no se ha mejorado del dolor. No logra dormir porque no puede apoyarse sobre su hombro sin que le moleste. Ahora el dolor se ha extendido por el frente y el dorso del brazo, quizás hasta el pecho, y le llega incluso a la mano. En una consulta de seguimiento con el médico, éste le indica fisioterapia. El terapeuta le muestra ejercicios de estiramiento y fortalecimiento de los hombros. Es posible que le aplique ultrasonido en la zona afectada. Esto quizás le ayude en algo, pero el dolor sigue ahí. De hecho, se da cuenta de que a medida que pasa el tiempo hace cada vez menos movimientos con el brazo. Terminan las sesiones de fisioterapia pero casi nada ha cambiado, y el médico le dice que las pruebas no muestran ninguna afección de importancia . . . en fin, que tendrá que acostumbrarse al dolor. Como desea llegar al fondo de este problema, intenta con el quiropráctico, pero esto en realidad no le ayuda. Quizás pruebe con masajes profundos. Aunque son dolorosos, le producen algún alivio, pero el alivio no dura por mucho tiempo. En todo el verano no ha jugado al tenis debido al dolor; ha tenido que excluir por completo las labores de jardinería. Se siente cada vez más desesperanzado.

¿Qué le está pasando a su cuerpo?

La respuesta es ésta: nadie le ha revisado los músculos. Únicamente en la última parte del siglo pasado se ha ido creando conciencia de que los músculos mismos contienen nudos que producen dolor, debilidad, restricción del movimiento y más. Lo engañoso de estos nudos, o *puntos de activación**, es que el dolor suele sentirse muy lejos de la banda muscular donde se encuentra el punto de activación. Una vez que aparecen puntos de activación en un músculo, tiene lugar un efecto progresivamente ascendente si no se reducen y eliminan los puntos de activación. Al compensar la debilidad de un músculo, otro músculo se distiende y presenta puntos de activación y así sucesivamente a lo largo de la cadena miofascial. Si no se atienden, estos puntos de activación musculares pueden durar años y provocar dolores inhabilitantes, disfunción e incapacidad que no se avienen con los diagnósticos y tratamientos médicos convencionales. La angustia emocional es un resultado inevitable al deteriorarse la calidad de vida. No hay nada más molesto que la debilidad y el dolor que no parecen tener solución ni final.

Una vez detectados los puntos de activación, es posible reducirlos. Los médicos inyectan analgésicos directamente en los puntos de

---

*Los *puntos de activación* (del inglés *trigger points*), también se conocen popularmente *como puntos gatillo, puntos reflexógenos* o *puntos desencadenantes* (N. del T.).

activación; los acupunturistas utilizan agujas en seco; los masajistas utilizan la presión manual. Esta última técnica de reducir y eliminar puntos de activación puede ser empleada por todos como método de autoayuda, un enfoque que nos permite dominar el dolor.

Todos tenemos la capacidad de localizar y eliminar los puntos de activación que tengamos nosotros mismos o que tengan las personas que nos rodean y que están afectadas por los dolores. Ésta es la clave, la que nos permitirá dominar realmente el dolor. Lo único que se requiere es el deseo de *sentir* nuestros propios músculos para *localizar* nuestros puntos de activación y *trabajar* en ellos y luego modificar las formas de proceder que produjeron los puntos de activación desde un inicio.

De eso se trata este libro. Valiéndose de la información presentada aquí, usted podrá controlar el dolor y hacer algo que le ayude a eliminarlo. Este enfoque nos enseña que los puntos de activación y el dolor que éstos producen son reales. Demuestra que nuestro dolor es verdaderamente de carácter muscular y que podemos hacer algo para aliviarlo. Si usa este manual, podrá determinar cuáles son los músculos que le producen dolor. Podrá aprender a palpar el músculo, sus bandas tensas y puntos de activación, y a aplicar técnicas de presión y estiramiento para reducirlos. Con el objetivo de mantener su salud y fuerza, encontrará varias pautas sencillas que puede incorporar fácilmente en su vida cotidiana y que le ayudarán a reducir sus probabilidades de presentar puntos de activación debilitantes en el futuro.

El aprendizaje de una nueva destreza y nuevos conocimientos toma cierto tiempo y esfuerzo. No obstante, en este caso las recompensas personales son grandes: la liberación del dolor y de las restricciones y la vuelta a las actividades que nos satisfacen.

Entonces, ¿qué debe hacer para aprovechar las enseñanzas de este manual que le ayudarán a cuidar de sus propios músculos?

1. Observe las imágenes de los patrones de dolor al comienzo de cada sección dedicada a los músculos y determine cuáles de ellas se asemejan más a la ubicación de su dolor. Lea toda la información relativa a los músculos que haya determinado son los posibles causantes de su dolor. ¿Le resultan conocidos los síntomas? Si es así, apostaría con confianza a que puede comenzar en esa sección; en caso contrario, siga leyendo sobre los otros músculos.
2. Observe detenidamente las imágenes del músculo implicado.

Llévese una idea de cuáles son los huesos en los que se inserta dicho músculo y la dirección en que van las fibras musculares. Esto le ayudará si tiene una imagen mental clara de la zona que va a palpar, la ubicación del músculo dentro de esa zona y la situación del punto de activación dentro del músculo.

3. Palpe su cuerpo hasta localizar los huesos en los que se inserta el músculo.

4. Palpe su cuerpo hasta localizar el músculo. Palpe el músculo con las yemas de los dedos. Determine primero dónde se inserta éste en los huesos. Luego palpe el músculo hasta encontrar las bandas tensas que pueda haber en él. Palpe las fibras musculares *transversalmente* para localizar las bandas tensas. Las bandas tensas pueden ser tan gruesas como un cable pequeño o como cuerdas de guitarra, en dependencia del tamaño del músculo. Estarán sensibles al tacto.

5. Aísle la banda tensa palpando las fibras musculares *longitudinalmente*. Al palpar la banda tensa podrá encontrar a lo largo de ella una zona que está más sensible que las zonas adyacentes. Ése es el punto de activación.

6. Una vez que haya localizado el punto de activación, comprímalo con los dedos, o con la goma de borrar de un lápiz, una pelota de tenis, una pelota de squash o cualquiera de los distintos medios de tratamiento que se puede obtener en el mercado. (El apéndice 2 le indica algunos medios útiles de tratamiento.) Deberá mantener la compresión por un período de veinte a treinta segundos antes de comenzar a sentir el ablandamiento de la banda tensa bajo sus dedos y el alivio del dolor. Deberá repetir este procedimiento varias veces a lo largo del día hasta alcanzar la completa liberación.

7. Estire el músculo después del tratamiento. Lea minuciosamente las instrucciones que aparecen antes de los ejercicios de estiramiento. Colocar el cuerpo en una posición correcta es absolutamente indispensable para lograr el estiramiento adecuado del músculo. La mayoría de los músculos no requieren gran esfuerzo para estirarlos, pero sí requieren atención a los detalles.

8. Utilice alguna fuente de calor húmedo para completar el tratamiento. Sería ideal que usara un termóforo, hidrocolador o almohadilla térmica húmeda. Para obtener el mayor beneficio posible, asegúrese de poner el cuerpo en la posición adecuada para que el músculo esté relajado cuando vaya a usar la almohadilla térmica.

9. Trate los músculos diariamente durante varios días seguidos. A

veces la completa liberación tomará más tiempo que eso. Casi nunca hay un solo músculo causante del dolor y, por lo tanto, es probable que el dolor cambie durante el tratamiento. Si no cambia en dos o tres días, pruebe con un músculo distinto. Quizás no esté tratando el músculo responsable de su dolor.

10. Recuerde que está zafando un nudo gordiano, particularmente si ha tenido este problema durante mucho tiempo. Sea paciente; insista. Es probable que tenga que volver a aplicar el mismo procedimiento más de una vez. Mientras más aprenda sobre sus propios músculos, más podrá ayudarse a sí mismo.

Dedique unos minutos a leer el material presentado en los capítulos introductorios para llevarse una idea clara de lo que es un punto de activación, cómo aparece y cuáles son los síntomas relacionados con él. En el capítulo sobre los puntos de activación se presentan pautas detalladas para la palpación y el tratamiento que le permitirán comprender mejor cómo tratar su dolor.

En el capítulo sobre lesiones musculoesqueléticas comunes se establecen las diferencias entre los tipos de lesiones para que pueda comprender cuándo tiene puntos de activación y cuándo tiene una lesión que requiere intervención médica. Las lesiones más graves, como las fracturas y dislocaciones de las articulaciones, requieren atención médica; también es probable que esas lesiones contribuyan al surgimiento de puntos de activación en los músculos asociados. Una vez que la lesión ha sanado, los músculos necesitan atención para poder completar el proceso de sanación.

Por último, lea el capítulo de conclusión sobre las maneras de mantener la salud general, pues ése es el mejor enfoque global para la prevención de lesiones.

Recuerde: el movimiento es vida. Cuando nos aseguramos de que los músculos se mantengan suaves y flexibles, no sólo tenemos la energía necesaria para buscar soluciones y asumir el control del dolor, sino que también podemos compensar en parte la rigidez y la debilidad que inevitablemente se adueñan poco a poco de nosotros al ir entrando en años. Cuando nos ocupamos de los músculos—cuando nos ocupamos de nosotros mismos—podemos mantenernos vitales y activos, con una vida en su plenitud máxima y disfrutando el movimiento a lo largo de todos nuestros días.

CAPÍTULO 1

¿Qué son los puntos de activación y cómo tratarlos?

Tomada en su conjunto, la musculatura se considera el órgano más grande del cuerpo. El sistema está compuesto por aproximadamente doscientos músculos pareados (la mayoría de los músculos tienen contrapartes en los lados derecho e izquierdo del cuerpo) que constituyen del 40 al 50 por ciento del peso total del cuerpo. Los músculos se utilizan en todos los niveles del movimiento del cuerpo, desde el nivel evidente hasta el minúsculo, desde el nivel del esqueleto hasta el orgánico. Nos ayudan a mantener la postura, contienen nuestros órganos internos y por medio de sus movimientos contribuyen al mantenimiento del calor corporal.

Cuando los músculos están embotados y no pueden desempeñar adecuadamente su función, los sistemas que ellos afectan, contienen o controlan también están embotados. La implicación es clara: cuando los músculos presentan disfunción se produce a la larga un efecto sobre el cuerpo en general. A pesar de esto, los músculos son a menudo los "hijos desatendidos" de la atención médica convencional. No existe ninguna especialidad médica que se dedique al tratamiento de los músculos. Éstos son a menudo pasados por alto e incluso pueden ser considerados irrelevantes con respecto a la sanación general de las lesiones.

Cuando se produce una lesión—una fractura, esguince o dislocación—la atención médica se concentra lógicamente en el trauma, la ruptura, la articulación lesionada. Como resultado de esta atención unilateral, un sinnúmero de personas que han sufrido lesiones han llegado a sanar, pero sólo parcialmente. Vuelven a una función *casi* normal, pero no *por completo*. El rango de movimiento quizás se vea levemente limitado, pero es al fin una limitación. Quizás haya un poco de rigidez, pero lo cierto es que la hay.

Ese último aspecto de la sanación que aún no se ha concretizado es la sanación de la musculatura. Los músculos son los agentes del movimiento y la estabilidad de las articulaciones. Cuando un hueso o una articulación se lesionan, los músculos que actúan sobre esa articulación deben recibir la atención que necesitan para poder recuperar la longitud y la fortaleza que tenían antes de sufrir la lesión.

Los deportistas saben mejor que nadie que esa pizca de dolor y rigidez muscular, si no se atiende, puede llegar a producir sensibilidad e inflamación crónicas que, en el mejor de los casos, reducen la capacidad y la fuerza. Con el paso del tiempo puede producirse una lesión aún más severa, cuando se sacrifica la práctica adecuada de la técnica debido al deseo inconsciente de evitar el dolor. Los entrenadores conocen bien esta situación. El enfoque que siguen suele consistir en atender el músculo mediante el descanso y la aplicación de hielo, que son la primera y segunda partes de la conocida fórmula "RICE", o sea, descanso, hielo, compresión y elevación (del inglés: *rest, ice, compression and elevation*), para el cuidado de lesiones musculoesqueléticas, a fin de evitar la inflamación de los tejidos. Algunos entrenadores recomiendan el masaje y/o el uso de calor húmedo o de baños calientes de remojo en una bañera o palangana para drenar los tejidos, con la esperanza de que los músculos recuperen su estado elástico normal. No se dan cuenta, sin embargo, de que cada músculo tiene su propia manera de lesionarse.

Los músculos están compuestos por bandas individuales de tejido muscular paralelas entre sí. Estas bandas funcionan conjuntamente cuando el músculo se contrae. Una distensión o trauma muscular puede hacer que se restrinja una o más de estas bandas, lo que da lugar a lo que llamamos una "banda tensa". El punto de activación se encuentra en la banda tensa. Si puede entender que un espasmo muscular es la contracción de todo un músculo, puede reconocer que una banda tensa es como un microespasmo, un "espasmo" de una banda individual del músculo. La disfunción muscular ocasionada por la banda tensa se mantendrá hasta que ésta se libere.

Los músculos son estructuras maravillosas. Son flexibles, elásticos, adaptables y fuertes. Uno sabe cuándo están sanos porque siente que el movimiento es fluido, fácil, sin restricción y que puede doblarse con facilidad. Las acciones de ponerse de pie, extender los brazos y torcer el cuerpo se realizan sin pensarlo dos veces. Las articulaciones se mueven libremente sin el menor atisbo de incomodidad o limitación. Cuando los músculos están sanos uno no piensa en ellos, salvo cuando se trata del regocijo y la alegría que nos da el movimiento. Cuando uno los toca, están suaves. Puede palpar fácilmente las estructuras subyacentes, los huesos que se encuentran debajo de ellos. No están sensibles al tacto; no duelen.

Cuando un músculo presenta bandas tensas y puntos de activación, se constriñe; se siente tenso al tacto. Pierde su elasticidad y flexibilidad. Si permanece constreñido durante largo tiempo puede reducirse el suministro sanguíneo al músculo, lo que lo hace más fibroso y menos elástico. Es muy posible que la persona experimente el dolor constante, profundo, sordo e intenso o la sensibilidad vinculados con puntos de activación en los músculos, afección que se ha dado en llamar síndrome de dolor miofascial. Cada punto de activación produce un patrón de dolor previsible que se puede reproducir cuando se comprime el punto de activación.* Resulta interesante que a menudo el dolor no se encuentra en el lugar del punto de activación en el músculo. El dolor producido por un punto de activación, que se conoce como dolor referido, se siente a cierta distancia del punto en cuestión. Es importante recordar esto porque significa que uno puede observar la imagen de un patrón de dolor para determinar cuál músculo está implicado en la producción de ese dolor.

Entonces, ¿de qué manera surgen puntos de activación en un músculo? Suele comenzar con alguna forma de abuso o sobrecarga mecánicos. Las personas activas entre las edades de treinta y cincuenta años son los que presentan el mayor riesgo de presentar puntos de activación y padecer del dolor miofascial resultante. Pero no sólo quienes practican deporte sufren dolor en un punto de activación. Estos puntos pueden surgir debido a un inesperado paso en falso, una mala caída después de dar un salto, una mala posición para dormir, la extensión excesiva del brazo para devolver el saque en el tenis, el

¿Qué son los puntos de activación y cómo tratarlos?

■

*David G. Simons, Janet G. Travell y Lois S. Simons, *Travell and Simon's: Myofascial Pain and Dysfunction, The Trigger Point Manual* [*Travell & Simons. Dolor y disfunción miofascial. El manual de los puntos gatillo*], vol. 1, 2ª edición (Baltimore: Williams and Wilkins, 1999), 5, 6.

uso de una computadora en una mala posición, excederse en juegos deportivos después de largos períodos de descanso, practicar la horticultura sin precaución tan pronto empieza a calentar en primavera, subir escaleras llevando un gran cajón lleno de libros o pasar un período largo sentado frente a su escritorio o en un avión. La lista de posibles causas de los puntos de activación es interminable porque las posibilidades de movimiento también lo son.

El abuso mecánico del músculo puede producirse como resultado del *uso excesivo* o de la *sobrecarga*.

El *uso excesivo* de un músculo suele ocurrir cuando hacemos trabajar el músculo una y otra vez, realizando la misma acción de la misma manera. Un buen ejemplo de uso excesivo es el de practicar el golpe de revés en el tenis y golpear la pelota cien veces. Al día siguiente uno encuentra que el codo está sensible y cree que esto es un signo de codo de tenista o epicondilitis. Lo que ha sucedido es que ha hecho que los músculos del antebrazo realicen la misma acción, una y otra vez, haciéndolos exceder por un amplio margen su actividad habitual. Se acortan y presentan bandas tensas y puntos de activación, que a su vez refieren el dolor al codo.

Un ejemplo de *sobrecarga* del músculo lo encontramos en algo que me he acostumbrado a llamar "lesiones inducidas por los entrenadores". Un entrenador de pesas nos obliga a hacer extensiones de los cuádriceps y hacemos tres tandas de doce repeticiones. El entrenador insiste: "Sólo una repetición más, una más". El cuerpo pide a gritos que paremos porque los músculos están fatigados y simplemente no nos imaginamos ser capaces de hacer una repetición más. Pero la hacemos. Al día siguiente, al levantarnos de la cama, no podemos estar erguidos porque tenemos los muslos muy sensibles, más que el calambre normal que hemos experimentado antes. El dolor dura varios días; es implacable y nos afecta sobremanera al caminar, subir escaleras y sentarnos. Un músculo sobrecargado es un músculo que ha tenido que hacer un esfuerzo que excede de nuestra capacidad física.

La sobrecarga de un músculo puede ocurrir de tres maneras distintas. En el ejemplo que nos ocupa, la lesión se ha producido en respuesta a una *sobrecarga repetitiva*.

La sobrecarga aguda es otra manera en que se puede lesionar un músculo. Los casos de sobrecarga aguda se deben a que uno, repentinamente y a menudo sin preverlo, somete el músculo a demasiada fuerza. Imagine la siguiente situación. Un experto en artes marciales está demostrando un derribo con un estudiante inexperto. Cuando agarra al estudiante y trata de derribarlo al suelo, el estudiante se aferra con todas sus fuerzas. Esto provoca una sobrecarga aguda en los músculos de la espalda del experto en artes marciales, quien inesperadamente tiene que soportar sobre la espalda un peso de 175 libras.

Es posible experimentar una *sobrecarga sostenida* cuando uno tiene que transportar el peso de una caja pesada llena de libros, no de un piso a otro, como era de esperar, sino tres o cuatro pisos. Además del uso excesivo y la sobrecarga, el *trauma directo*, un trauma que ocurre debido a un impacto, por ejemplo, al ser objeto de un placaje o "tackle" en un juego de fútbol, puede producir puntos de activación en los músculos, y lo mismo puede suceder con el trauma producido por una caída o un accidente automovilístico. El *enfriamiento* del músculo también puede provocar el surgimiento de puntos de activación.

Hay distintos tipos de puntos de activación. Los *puntos de activación latentes* son la inmensa mayoría de los puntos de activación presentes en la musculatura. Todo el mundo los tiene; surgen como resultado de hábitos de postura, distensiones, uso excesivo, afecciones crónicas y patrones recurrentes de conducta emocional y física. Los puntos de activación latentes producen rigidez y debilidad en los músculos afectados y restringen la amplitud de movimiento de las articulaciones sobre las que actúan los músculos afectados. Estos puntos de activación no pueden liberarse si no se aplican técnicas directas de liberación y es fácil que persistan durante años.

La tensión crónica en los hombros superiores que casi todo el mundo experimenta es un ejemplo de puntos de activación latentes en el trapecio superior. Quizás detecte tensión o restricciones del músculo cuando intenta estirar el hombro superior al tratar de acercar la oreja al hombro. Cuando toca el centro de la parte redondeada del hombro superior y hace presión hacia dentro, lo más probable es que sienta un "nudo" sensible. Ése es el punto de activación. Ha surgido a consecuencia de la forma en que pone el hombro para hablar por teléfono.

Debido al uso excesivo o una sobrecarga inesperada, ese punto de activación latente puede convertirse en un punto de activación "activo". Este tipo de *punto de activación* en un músculo produce un patrón previsible de dolor referido que es específico de ese músculo. Cada músculo tiene su propio patrón de dolor referido. Cuando ese punto de activación latente en el trapecio superior se vuelve activo, además de la rigidez, debilidad y reducción de la amplitud de movimiento, comenzará a sentir un dolor profundo e intenso que quizás se extienda hasta el cráneo por detrás de la oreja. El músculo puede estar tan trabado, y el punto de activación tan irritable, que el dolor podría extenderse desde la oreja hasta la sien. Quizás hubo un incidente específico que habría dado lugar al punto de activación "activo" o quizás haya empeorado gradualmente, con el paso del tiempo. Los músculos que se encuentran dentro del patrón de dolor pueden estar sensibles al tacto. Esta sensibilidad se disipará cuando se haya reducido el punto de activación.

El dolor de los puntos de activación "activos" varía en intensidad durante el transcurso del día. El dolor aumentará con el uso del músculo, durante el estiramiento del músculo, al aplicar presión directa sobre el punto de activación, con el acortamiento prolongado o la contracción repetitiva del músculo, en tiempo frío o húmedo y cuando uno padece de infecciones virales o estrés. A la inversa, los síntomas disminuyen después de cortos períodos de descanso y con el estiramiento lento y pasivo del músculo, particularmente durante la aplicación de calor húmedo al músculo.

Hemos dicho que los puntos de activación se estimulan *directamente* por uso excesivo, sobrecarga, trauma directo y enfriamiento. Pero también pueden estimularse *indirectamente*. Las enfermedades de los órganos internos, particularmente el corazón, la vesícula biliar, los riñones y el estómago, pueden producir puntos de activación en la musculatura relacionada con ellos. Las enfermedades o disfunciones de las articulaciones, como la artritis, someten la musculatura circundante a sobrecarga y, por lo tanto, pueden ocasionar puntos de activación en esos músculos. La inmovilización del músculo o el hecho de mantenerlo en posición contraída durante un período extenso puede producir puntos de activación. La angustia emocional también puede dar lugar a estos puntos.

Cuando un músculo se encuentra dentro del patrón de dolor producido por otros puntos de activación "activos", también pueden surgir puntos de activación en ese músculo. Los llamamos puntos de activación *satélite*.

Generalmente, el grado de acondicionamiento del músculo es el factor que más contribuye a definir si un punto de activación latente pasará a ser activo. Los músculos fuertemente acondicionados son menos susceptibles a la estimulación de puntos de activación que los músculos insuficientemente acondicionados. Los puntos de activación "activos" a menudo vuelven a su estado latente cuando se ha descansado lo suficiente, pero sin tratamiento directo no se pueden reducir más. Muchas personas afirman que el dolor persiste, a veces durante años, y ésta es la razón de que así sea.

¿Cómo se tratan los puntos de activación? En primer lugar, es preciso encontrar el punto de activación dentro del músculo. Esto se hace *palpando* el músculo con los dedos. Una vez localizado el punto, un profesional de la medicina medical usaría un analgésico o una inyección de anestesia, un acupunturista usaría agujas de acupuntura; un fisioterapeuta usaría modalidades como el ultrasonido o la estimulación eléctrica, quizás combinadas con la técnica de energía muscular o una técnica denominada relajación postisométrica.

El terapeuta manual o masajista aplicará la técnica de compresión, es decir, de presión directa sobre el punto de activación. Es una técnica que todos podemos usar como autoayuda. La clave está en localizar el punto de activación. Muchos puntos de activación se encuentran en lugares predecibles; sin embargo, debido a las diferencias físicas, pueden encontrarse puntos de activación en cualquier músculo y en cualquier punto dentro del músculo.

En su estado más sano los músculos son elásticos y flexibles; tocarlos no debería doler en absoluto. Pero si la parte interior de la rodilla le duele y la rodilla se le dobla involuntariamente, el músculo sobre la parte interior del muslo cerca de la rodilla no se sentirá muy flexible. Si pasa las manos y los dedos sobre ese músculo reconocerá que, en lugar de una masa dúctil quizás sienta el músculo como si en él hubiera bandas tensas y fibrosas. Dentro de las bandas tensas es donde se encuentran los puntos de activación.

Tendrá que palpar los músculos para llevarse una idea de la diferencia existente entre los músculos suaves y dúctiles y los músculos que contienen bandas tensas. Seguramente esto suena más difícil de lo que es. Simplemente relájese, concentre su curiosidad en las manos y trate de "percibir" con los dedos. Le fascinará lo que podrá sentir.

Es necesario que palpe el músculo en toda su longitud. Dedique ahora mismo un momento a palpar su cuerpo—coloque los dedos y la palma de la mano sobre el centro del muslo. Imagínese que el músculo del muslo, el cuádriceps femoral, es arcilla que usted está moldeando o harina que está amasando. Haga presión hacia dentro del muslo con toda la mano: la palma, los dedos y las yemas de los dedos. El cuádriceps femoral se encuentra a todo lo largo del muslo, desde la cadera hasta la rodilla. Palpe hasta encontrar una banda tensa moviendo la mano de un lado a otro del músculo. Palpe *transversalmente* a lo largo del músculo, no *longitudinalmente*. Al palpar el músculo transversalmente podrá detectar bandas tensas; se sentirán sensibles al tacto. En un músculo tan grande como el cuádriceps femoral las bandas tensas le parecerán del ancho de un cable fino; en los músculos pequeños pueden sentirse tan finas como cuerdas de guitarra.

Una vez que haya localizado una banda tensa, mantenga los dedos sobre ella. Trate de aislarla de la musculatura circundante. Pálpela longitudinalmente y llegará a una zona que está muy sensible, más que cualquier otra en la banda. Quizás incluso observe que, al aplicar presión directamente en ese punto, hay un crispamiento involuntario del músculo. Es lo que la Dra. Travell llama "respuesta de crispamiento".* Este punto sumamente sensible es el punto de activación.

Una vez que haya localizado el punto de activación, haga presión hacia dentro—use el dedo, la goma de borrar de un lápiz, una pelota de tenis, una pelota de squash o uno de los muchos productos que se pueden conseguir en el mercado y que están diseñados para aplicar presión en los puntos de activación. (Vea la información sobre estos productos en el apéndice 2.) Cualquiera de estos medios le permitirá comprimir el punto de activación. Mantenga la compresión durante veinte a treinta segundos. Con una presión moderada, el punto le dolerá. Tenga en cuenta que, en la liberación de puntos de activación, más no es necesariamente mejor. Haga solamente la presión necesaria para sentir la tirantez de la banda y la sensibilidad del punto de activación y mantenga la presión a ese nivel. No haga más presión que ésa.

Mientras mantiene la presión durante unos momentos se percatará de dos sensaciones increíbles: la sensibilidad bajo los dedos empezará a reducirse y la tirantez empezará a disiparse, o sea, sentirá

---

*Simons, Travell y Simons, *The Trigger Point Manual* [*El manual de los puntos gatillo*], vol. 1, 34.

¿Qué son los puntos de activación y cómo tratarlos?

la liberación del músculo. A medida que el músculo se libera podrá aumentar un poco más la presión para "seguirlo" con los dedos. A lo largo de varias sesiones, cuando trabaje de esta manera sobre el músculo, empezará a notar que el dolor en la rodilla se ha reducido y en algún momento notará que la rodilla no se le ha doblado involuntariamente desde hace un rato.

Después de trabajar sobre el músculo es importante estirarlo y luego aplicar calor húmedo. El estiramiento alarga el músculo, pues lo ayuda a recuperar su flexibilidad y longitud normales en estado de descanso. Con cada descripción de un músculo en este libro he incluido uno o varios ejercicios de estiramiento dirigidos específicamente a ese músculo. Estos ejercicios de estiramiento fueron concebidos para trabajar con músculos individuales, no con grandes grupos musculares. Al estirarse es muy importante poner el cuerpo en la posición correcta para poder alargar el músculo específico al que está dirigido el ejercicio. Sabrá que está en la posición correcta tan pronto empiece el estiramiento—no tendrá que estirarse mucho para sentirlo en el músculo. Es importante hacer los ejercicios de estiramiento frecuentemente a lo largo del día. Los estiramientos a ratos breves que se realizan seis o siete veces al día son mucho más útiles que los que se hacen durante largo tiempo, pero sólo una vez al día. Reeduca el músculo para que recupere su longitud normal en estado de descanso. Al igual que en cualquier régimen de entrenamiento, la repetición es clave.

La combinación de estiramiento y respiración es al mismo tiempo maravillosa para los músculos y un componente esencia del proceso de sanación. Los músculos se relajan naturalmente al exhalar. Cada vez que exhale deje que el cuerpo se libere con el estiramiento.

La aplicación de calor húmedo completa el tratamiento al aportar sangre y fluidos al músculo, aumentar la circulación en la zona y permitir que el músculo vuelva a su normal estado metabólico sano. También lo ayudará a aliviar un poco la sensibilidad muscular que podría producir su trabajo de liberación de puntos de activación. El calor húmedo puede aplicarse en forma de almohadilla térmica húmeda, o con un termóforo o hidrocolador aplicado directamente al músculo durante veinte minutos una o dos veces al día.

Debe tener cuidado de poner el cuerpo en una posición en que el calor húmedo pueda aplicarse directamente al músculo *relajado,* o sea, a un músculo que no se está usando. Por ejemplo, si quiere aplicar una almohadilla térmica húmeda a los músculos de su región lumbar, la mejor forma de hacerlo es tendido boca abajo con una almohada bajo los tobillos. En esta posición los músculos lumbares están relajados. Si trata de aplicar calor húmedo a estos músculos mientras está en posición sentada, los músculos de la espalda se ocupan de mantener su cuerpo erguido. El calor húmedo dará mucho menos resultado. Un baño o ducha calientes pueden ser útiles, pero no lo son tanto como la aplicación de una almohadilla térmica húmeda directamente a la zona.

La comprensión de qué son los puntos de activación, su búsqueda en la musculatura, su tratamiento, el estiramiento de los músculos implicados y la aplicación de calor húmedo: todo esto constituye la fórmula del autotratamiento. Y es la fórmula que puede llevarlo a una vida activa y sin dolor.

CAPÍTULO 2

Lesiones musculoesqueléticas comunes y puntos de activación

Cada uno de nosotros que ha participado en deportes o artes físicas comprende lo fácil que es lesionarse, particularmente a medida que dejamos atrás la adolescencia y la juventud y entramos en la madurez. Hasta hace muy poco, la mayor parte de la información que se ha diseminado en materia de lesiones se ha referido a lesiones muy graves que afectan al sistema musculoesquelético y que siempre nos impiden practicar nuestro deporte durante un período prolongado. Estas lesiones afectan los huesos, los ligamentos (que unen un hueso con otro), los tendones (que unen el músculo al hueso) y los propios músculos. Lo que hay en común entre estas lesiones es su efecto en la musculatura.

Cuando se lesiona un hueso, articulación o ligamento, los músculos que rodean la zona sufren cambios que a menudo contribuyen al surgimiento de puntos de activación. Esto puede ser a consecuencia del trauma que ocasionó la lesión, de la inmovilización requerida para que la lesión sanara o de la debilidad ocasionada por la falta de uso mientras sanaba la lesión. Una vez sanado el hueso o la articulación, es esencial tratar las restricciones de la musculatura mediante la liberación de puntos de activación.

La fisioterapia para el fortalecimiento del músculo suele indicarse después que la lesión ha sanado. ¿Por qué es esto insuficiente o ineficaz en tantos casos? Porque el músculo no puede fortalecerse si no se han liberado antes las bandas tensas y puntos de activación dentro de éste, de forma que recupere su longitud normal en estado de descanso. Aquí es donde usted debe jugar su papel. Comprenda que, cuando tiene una lesión esquelética, los huesos deben sanar adecuadamente. Una vez que hayan sanado los músculos que actúan sobre esos huesos, debe trabajar sobre ellos para lograr la total liberación a fin de que tenga lugar la verdadera sanación.

Veamos las características de los distintos tipos de lesiones.

Una grieta o ruptura en un hueso es una *fractura*. Las fracturas suelen ir acompañadas de inflamación, dolor extremo y sensibilidad en la zona lesionada. Suele haber un cambio de apariencia en la parte lesionada que puede consistir en la protuberancia del hueso fracturado o en la presencia de sangre debajo de la piel. La extremidad—el brazo, pierna o dedo—puede quedar doblada en una forma anormal. Cualquier hueso puede sufrir fracturas. Algunas fracturas requieren intervención quirúrgica para estabilizar el hueso; otras requieren férulas, entablillados o escayolas para mantener la posición adecuada de los huesos hasta que empiecen a sanar. Se recomienda buscar sin demora atención médica cuando ocurra una fractura.

Los músculos que actúan sobre la región de la fractura también sufren las consecuencias de dicha fractura. Tanto el trauma a esa parte del cuerpo como la posterior inmovilización necesaria para sanar tienen consecuencias sobre los músculos. Los puntos de activación pueden surgir debido a traumas y a la inmovilización. Por eso, después que haya sanado el hueso, debería trabajar sobre la musculatura para buscar y reducir las zonas de restricción dentro de los músculos. Esto tendrá el doble efecto de contribuir a la total recuperación de la zona y evitar la posibilidad de futuras dificultades musculares.

Una *fractura por estrés* o *fractura por fatiga* es una fractura que tiene lugar a nivel microscópico. Las fracturas por estrés suelen ocurrir como resultado del uso excesivo repetido o con un aumento de la actividad. Este tipo de fractura puede indicar la presencia de osteoporosis. El dolor en una fractura por estrés puede ir manifestándose lentamente, con el paso del tiempo. Puede comenzar con una molestia difusa e indefinida y avanzar hasta una zona localizada de dolor concentrado, intensificado por el impacto. Quizás la fractura por estrés no se note en radiografías u otros estudios hasta una o dos semanas después de ocurrida, cuando el hueso ha comenzado a sanar. Dado que este tipo de fractura es generalmente estable y no requiere entablillado ni escayola, el tratamiento suele limitarse a la restricción de la actividad. Las fracturas por estrés suelen ocurrir en la cadera, en cualquiera de los dos huesos largos de la parte inferior de la pierna (la tibia y la fíbula o peroné) y en los huesos metatarsales del pie.

El estrés repetido, como el producido por mantenerse de pie, correr, practicar el jogging, saltar, bailar o caminar durante un período prolongado, suele ser causante de fracturas por estrés. Los síntomas son por lo general una inflamación moderada, decoloración de la zona, sensibilidad al tacto, sensación de calor en el lugar de la fractura y dolor que se alivia con el descanso. El tratamiento de las fracturas por estrés puede incluir descanso, hielo y elevación de la parte del cuerpo afectada.

Las actividades que ocasionan fracturas por estrés también producen puntos de activación en la musculatura y su curación completa requiere el cuidado de esa musculatura. Durante el tiempo necesario para que sane la fractura por estrés, trabaje sobre los músculos que actúan sobre esa parte del cuerpo a fin de reducir bandas tensas y puntos de activación. Entre ellos figuran los músculos de la región lumbar, glúteos, caderas, muslos y la parte inferior de las piernas. El aumento de la circulación producido por la liberación de la musculatura tendrá el beneficio añadido de reducir los tiempos de curación y permitirle volver a sus actividades sin mucha demora.

Una *dislocación de las articulaciones* es un trastorno de la relación normal entre los huesos que forman una articulación. La dislocación puede ser momentánea y autocorregirse; sin embargo, en función de su gravedad, las lesiones podrían requerir atención médica para hacer que los huesos vuelvan a sus posiciones normales. Los sitios de dislocación más comunes son el hombro, muñecas, manos, dedos, caderas, rodillas, tobillos y mandíbula. Las dislocaciones afectan a los ligamentos que mantienen los huesos en su lugar y también afectan a los músculos, tendones, nervios y vasos sanguíneos circundantes. Los síntomas que acompañan una dislocación pueden incluir el dolor intenso en el momento de la dislocación, deformidad visible de la parte del cuerpo, pérdida de función de la articulación, sensibilidad, inflamación, moretones y tal vez entumecimiento. Los primeros auxilios inmediatos incluyen la aplicación de descanso, hielo, compresión y elevación (en inglés, RICE: *rest, ice, compression and elevation*), particularmente dentro de las primeras veinticuatro horas y, a partir de entonces, según lo indique el médico.

Es importante recordar que, al ocurrir una dislocación, los músculos que actúan sobre la articulación afectada también se verán afectados y requieren tratamiento para sanar por completo. Han sufrido una distensión aguda y es muy probable que lleguen a presentar bandas tensas y puntos de activación. Una vez que ha sanado la inflamación y la sensibilidad de la zona inmediatamente circundante, trabaje sobre los músculos que actúan sobre la articulación. Es probable que en cada uno de ellos hayan aparecido restricciones, bandas tensas y puntos de activación. Esto tendrá el efecto doble de contribuir a la completa recuperación de la zona y eliminar la posibilidad de que luego surjan dificultades musculares.

Un *esguince* consiste en el estiramiento excesivo y violento de uno o más ligamentos que rodean una articulación; cuando el ligamento está sobredistendido puede ceder en su punto más débil, quizás donde se inserta en el hueso o dentro del ligamento mismo. El esguince va acompañado de dolor intenso en el momento de la lesión, una sensación de chasquido o desgarro en el sitio de la articulación, sensibilidad en el lugar de la lesión, inflamación y moretones. Los ligamentos reciben un suministro sanguíneo muy escaso, por lo que es posible que requieran para su curación el mismo tiempo que requeriría una fractura. En un esguince es sumamente importante dedicar el tiempo necesario al descanso y la curación antes de volver a la actividad. De esta manera se reducen las probabilidades de inestabilidad de las articulaciones y esguinces repetidos y cada vez más severos. El tobillo y la rodilla son lugares donde ocurren comúnmente desgarros de los ligamentos.

Los esguinces se califican de leves, moderados y severos.

- Un esguince leve (grado I) entraña el desgarro de algunas fibras de ligamentos. No hay pérdida de función. El tiempo promedio de curación es de dos a seis semanas.
- Un esguince moderado (grado II) entraña la ruptura de una parte de un ligamento. Hay cierta pérdida de función. El tiempo promedio de curación es de seis a ocho semanas. Puede ser necesaria la inmovilización de la articulación.
- Un esguince severo (grado III) entraña la ruptura completa del ligamento o la total separación entre el ligamento y el hueso. Hay pérdida total de función. Para reparar un esguince severo se necesita una intervención quirúrgica, seguida de un período de

inmovilización. El tiempo promedio de curación es de ocho semanas a diez meses.

Los primeros auxilios inmediatos para un esguince consisten en la aplicación de descanso, hielo, compresión y elevación (en inglés, RICE: *rest, ice, compression and elevation*) particularmente dentro de las primeras veinticuatro horas. La evaluación médica permitirá determinar la gravedad del esguince y la terapia de seguimiento adecuada.

Es importante recordar que los músculos que actúan sobre la articulación afectada también sufren las consecuencias del esguince y requieren tratamiento para sanar por completo. Es probable que lleguen a presentar bandas tensas y puntos de activación en respuesta a la lesión. Mientras la articulación sana del esguince, determine cuáles son los músculos que actúan sobre la articulación y trabaje sobre sus bandas tensas y puntos de activación. Esto contribuirá a la total recuperación de la zona y podría evitar la posibilidad de futuras dificultades musculares.

La *bursitis* es una inflamación de una bolsa llena de fluido que se encuentra entre estructuras adyacentes y cuyo efecto consiste en la amortiguación y la reducción de la fricción entre dichas estructuras. La finalidad de la bolsa (o *bursa*) consiste en permitir que una estructura se deslice libremente sobre la otra. Las bolsas se encuentran entre la piel y los huesos protuberantes como el codo o la rótula; entre tendones y ligamentos, y entre tendones, ligamentos y huesos. La bursitis se manifiesta lentamente, con el paso del tiempo; está vinculada con el uso excesivo crónico de una zona y con el trauma, la artritis o la infección. Si no se aplica el tratamiento adecuado la bursitis puede llegar a convertirse en un problema recurrente.

Entre los síntomas vinculados con la bursitis figura la sensación de dolor que empeora durante la noche y en la mañana al levantarse. El dolor puede ser intenso hasta que se mueva la zona, y en ese momento disminuye, aunque puede volver después de un período de movimiento o ejercicio moderados. El dolor se localiza generalmente sobre el sitio donde se encuentra la bolsa. Va acompañado de sensibilidad, inflamación, limitación del movimiento de la región afectada y (si la inflamación es severa) enrojecimiento y fiebre. Entre los lugares comúnmente afectados figuran los hombros, codos, rodillas y caderas. El tratamiento de la bursitis incluye la aplicación de descanso, hielo, compresión y elevación (en inglés, RICE: *rest, ice, compression and elevation*). Pero el médico es quien puede hacer un diagnóstico preciso y prescribir un tratamiento adecuado a sus necesidades.

La bursitis puede diferenciarse del dolor ocasionado por los puntos de activación porque va acompañada de inflamación en la región del dolor, lo que no sucede con el dolor causado por los puntos de activación. Sin embargo, dado que el uso excesivo crónico está vinculado con los comienzos de bursitis, es posible que la musculatura que actúa sobre la articulación afectada contenga bandas tensas y puntos de activación. Buscar las bandas tensas y reducir los puntos de activación ayuda al proceso de sanación al aumentar la circulación a la zona y reducir las restricciones musculares que pueden contribuir a la fricción en la articulación y alrededor de ésta.

La *tendinitis* es una inflamación de un tendón, la estructura que une el músculo al hueso. La tendinitis suele ser consecuencia del uso excesivo crónico, la acción repetitiva, la realización de actividades sin el suficiente estiramiento y calentamiento o la distensión del tendón más allá de su capacidad normal; o, en el caso de personas que practican deportes ocasionalmente (los denominados "guerreros del fin de semana"), exagerar en la actividad con un acondicionamiento muscular insuficiente. Los síntomas vinculados con la tendinitis incluyen dolor y sensibilidad a lo largo del tendón—normalmente cerca de la articulación afectada—un dolor generalizado en la región e inflamación. El dolor empeora con el movimiento y puede ser aún peor en la noche. Tal vez tenga sensaciones de calor y enrojecimiento sobre el lugar del tendón. Los lugares que suelen presentar tendinitis son el codo, el hombro, las rodillas y los tobillos. La tendinitis del codo, que se conoce en el léxico médico como *epicondilitis,* recibe el nombre de "codo de tenista". Cuando ocurre sobre la parte interior del codo se llama *epicondilitis media* y cuando ocurre en la parte exterior del codo se llama *epicondilitis lateral.* La tendinitis de la rodilla, conocida como tendinitis patelar, tendinitis del cuádriceps o "rodilla de saltador", es una inflamación del tendón que une el cuádriceps femoral con la parte inferior de la pierna. La tendinitis de Aquiles ocurre en el tendón de Aquiles, el tendón que une el músculo de la pantorrilla con la parte de atrás del talón. La autoayuda en estos casos incluye la aplicación de hielo, particularmente después de haber participado en una actividad deportiva.

El dolor referido de los puntos de activación suele diagnosticarse erróneamente como tendinitis. La diferencia entre ambas afecciones radica en que, en la tendinitis, hay inflamación y quizás sensaciones de calor y/o enrojecimiento además de sensibilidad en el lugar afectado. Cuando los puntos de activación son los causantes del dolor no hay inflamación, sensación de calor ni enrojecimiento. Sin embargo, en ambos casos puede haber bandas tensas en la musculatura que actúan sobre la articulación afectada. Por esta razón, es esencial trabajar en los músculos que actúan sobre la articulación: sobre los músculos del antebrazo en el caso del codo de tenista, el cuádriceps femoral en casos de rodilla de saltador, el gastrocnemio y el sóleo en el caso de la tendinitis de Aquiles y el bíceps braquial y los músculos del manguito rotador en el caso de tendinitis del hombro.

Una *distensión* es una lesión de los músculos o los tendones (que unen el músculo al hueso). Las distensiones suelen producirse por el uso excesivo crónico de un músculo o la acción prolongada o repetitiva. La sobrecarga de un músculo o el trauma infligido en una zona producen distensiones agudas. Las distensiones generalmente van acompañadas de dolor al mover o estirar determinada parte del cuerpo, al sufrir espasmos musculares en las zonas circundantes, inflamación en el sitio, pérdida de fuerza y—en el caso de una distensión aguda—un ruido de crepitación o crujido cuando se comprime la zona.

Las distensiones se califican de leves, moderadas o severas.

- Una distensión leve (grado I) se conoce como "músculo torcido". No hay desgarro en el músculo ni en las fibras del tendón muscular ni hay disminución de la fuerza. Las distensiones leves requieren en promedio de dos a diez días para sanar.
- Una distensión moderada (grado II), un "músculo desgarrado", entraña el desgarro de fibras en un músculo, en su tendón, o en la inserción del músculo con el hueso. Hay cierta disminución de la fuerza. Las distensiones moderadas requieren de diez días a seis semanas para sanar.
- Una distensión severa (grado III) entraña la ruptura de la inserción entre el músculo, el tendón y el hueso en la que tiene lugar la separación de las fibras. Hay una considerable disminución de la fuerza, además de que se oye y se siente una crepitación o crujido al presionar la zona con el dedo. Para reparar una distensión severa

se necesita una intervención quirúrgica y un período de seis a diez semanas para que sane.

Los primeros auxilios inmediatos para las distensiones consisten en la aplicación de descanso, hielo, compresión y elevación (en inglés, RICE: *rest, ice, compression and elevation*), particularmente dentro de las primeras veinticuatro horas. Será necesaria una evaluación médica para determinar la gravedad de la distensión y la terapia de seguimiento adecuada.

Es importante recordar que las distensiones musculares son unas de las causas principales del surgimiento de bandas tensas y puntos de activación en los músculos. La eliminación de bandas tensas y la reducción de puntos de activación evitan la posibilidad de futuras dificultades musculares. Determine cuáles son los músculos que están implicados y localice sus bandas tensas y puntos de activación; su liberación hará que aumente la circulación y contribuirá a la total recuperación de la zona. El tratamiento, la espera de un tiempo de sanación suficiente antes de volver a sus actividades deportivas normales, el calentamiento antes de los ejercicios y el acondicionamiento de la musculatura le ayudarán a evitar nuevas distensiones musculares.

Un *espasmo* o *calambre* es una contracción repentina e involuntaria de un músculo. Esta contracción frecuentemente dolorosa hace que el músculo se torne duro y abultado. Las causas de espasmos musculares son diversas: fatiga muscular producida al sobrecargar el músculo o mantenerse en la misma posición durante mucho tiempo; deshidratación; estiramiento y calentamiento insuficientes antes de realizar alguna actividad; desequilibrios de calcio, magnesio o potasio; embarazo; problemas de circulación; diabetes; alcoholismo; afecciones renales y efectos secundarios de medicamentos. Pueden producirse "espasmos paralizantes" como un mecanismo que sirve para inhibir el movimiento a fin de proteger una región del cuerpo lesionada o inestable. Los calambres en la pantorrilla suelen ocurrir de noche; se les denomina "calambres nocturnos en la pantorrilla". Estos calambres suelen ser temporales y se alivian con el estiramiento gradual, la aplicación de calor húmedo o hielo y masajes suaves en la zona. Se recomienda la evaluación médica si los calambres son intensos, prolongados o recurrentes.

El dolor y la sensibilidad de los músculos debido a espasmos musculares suelen disminuir con la relajación del espasmo. Puede quedar una sensibilidad residual durante un breve período. Las bandas tensas y los puntos de activación no suelen surgir como resultado de espasmos o calambres.

La *sensibilidad muscular con inicio diferido* es algo que muchos ya conocemos. Sucede por lo general después de una sesión de entrenamiento o ejercicio, particularmente si no está acostumbrado al esfuerzo físico, si está ejercitando músculos distintos a los que acostumbraba ejercitar o si está usando esos músculos en una forma distinta a la habitual. La rigidez, debilidad o sensibilidad en los músculos comienza entre ocho y veinticuatro horas después del ejercicio; llega a su punto máximo en un período de veinticuatro y setenta y dos horas y suele disiparse en tres a cuatro días. La *sensibilidad muscular con inicio diferido* se produce cuando se sobrecarga el músculo debido al estiramiento, la resistencia o la actividad excesiva. Las actividades que entrañan la contracción y alargamiento simultáneos de un músculo son al parecer las que causan la mayor sensibilidad. El conocido ejercicio de flexión del bíceps es un ejemplo de ese movimiento. No es el esfuerzo realizado al flexionar el músculo lo que produce la sensibilidad, sino el esfuerzo de estirar lentamente el brazo. Cuando uno estira el brazo el bíceps hace fuerza al mismo tiempo que se alarga. Generalmente se piensa que ese desgarro muscular microscópico y la inflamación subsecuente de los tejidos dentro del músculo son los causantes de la sensibilidad. El grado de daño al músculo está vinculado con la intensidad de la sensibilidad presente y la rapidez con que ésta se siente inicialmente.

La sensibilidad muscular con inicio diferido no se ve afectada por la aplicación de calor y hielo y medicamentos antiinflamatorios. A veces la actividad leve, el estiramiento y el masaje suave ayudan a reducir el dolor, probablemente debido al aumento de la circulación hacia la musculatura.

Las bandas tensas y los puntos de activación no suelen surgir como consecuencia de la sensibilidad muscular con inicio diferido.

Las lesiones musculoesqueléticas son harto comunes para los deportistas y bailarines. El autotratamiento es útil y tiene su lugar dentro del contexto de la atención general. Con todo, es importante recabar ayuda profesional en las circunstancias siguientes:

- cuando sienta entumecimiento, hormigueo o dolor punzante
- cuando una extremidad o región se ponga fría o se torne blanca o azul
- cuando la inflamación, la sensación de calor, el enrojecimiento y la fiebre no respondan a las medidas de primeros auxilios en un plazo de cuarenta y ocho horas
- cuando el dolor persista durante más de siete a diez días
- cuando empiecen a doler otras zonas debido a la compensación por lesiones en una zona
- cuando se necesiten analgésicos de ingestión oral durante más de dos o tres días
- cuando el dolor le interrumpa el sueño o interfiera en éste durante más de una o dos noches
- cuando no pueda sostener su propio peso

Está cada vez más claro que tenemos que asumir la responsabilidad personal de nuestra salud y bienestar. Debemos tener claro cuándo es importante buscar atención médica. También debemos tener claro cuándo los tratamientos médicos convencionales no llegan a proporcionarnos los medios necesarios para sanar totalmente. Comprender la naturaleza de una lesión física y lo que es necesario para que ésta sane es parte de esa responsabilidad. Este libro le ayudará en ese sentido.

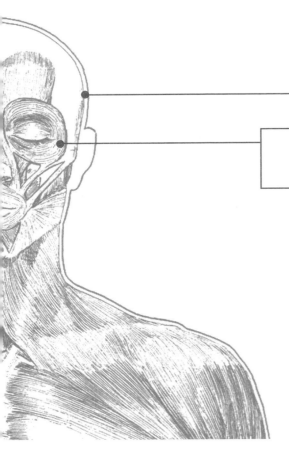

Cefaleas y dolor facial

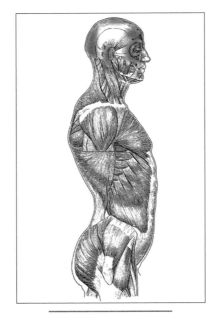

Patrón de dolor: Esternocleidomastoideo

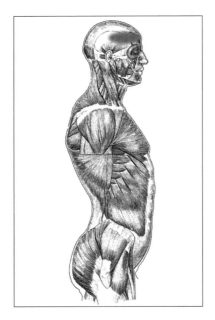

Semiespinoso de la cabeza

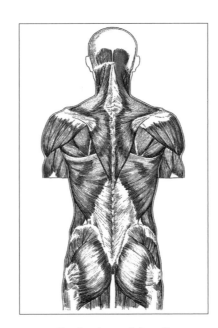

Semiespinoso del cuello

Patrón de dolor: Cervicales posteriores

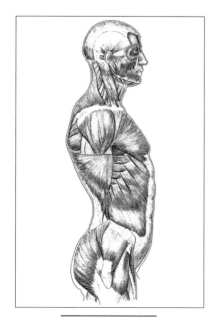

Patrón de dolor: Esplenio de la cabeza

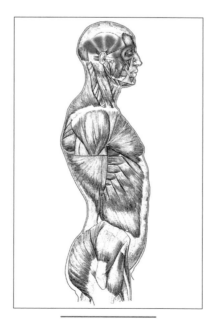

Patrón de dolor: Esplenio del cuello

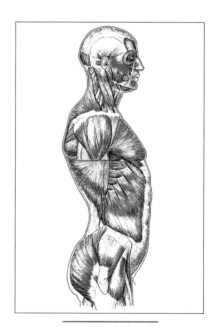

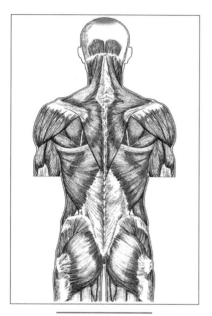

Patrón de dolor: Masetero

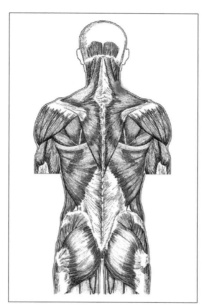

Patrón de dolor: Músculo temporal

Patrón de dolor: Pterigoideos

Ocho huesos craneales y catorce huesos faciales forman la estructura del cráneo. Suspendido del cráneo se encuentra el único hueso móvil de la cabeza, la mandíbula, conocida vulgarmente como la quijada. Sobre los huesos del cráneo se encuentran los quince músculos a través de los cuales expresamos la mayoría de nuestras emociones y los cuatro músculos que mueven la mandíbula inferior; esto nos permite morder, triturar y masticar la comida.

Para la mayoría de nosotros la cara es el punto focal de nuestro sentido de la identidad. En lugar de identificar nuestro sentido de la identidad con el abdomen, tórax, piernas o espalda, lo identificamos con el rostro y la cabeza. Ésta es una de las razones principales de que la jaqueca y el dolor facial sean tan debilitantes; el dolor en esta región interfiere en la capacidad de funcionar en formas que otros dolores y molestias del cuerpo no lo hacen. Interfiere en nuestra capacidad de pensar, concentrarnos y, a veces, de ver con claridad. Es imposible escapar de las cefaleas o el dolor facial.

Las jaquecas y el dolor facial a menudo se producen debido a lesiones o distensiones de los músculos del cuello, particularmente cuando la cabeza se mantiene extendida (cuando se deja caer levemente hacia atrás). Lo que se conoce como "latigazo" suele ocasionar lesiones, independientemente de que haya sucedido como resultado de un accidente automovilístico o una caída. Una caída a consecuencia de ser objeto de un placaje o "tackle" por detrás es un ejemplo perfecto de ello. Al recibir el placaje por detrás, la cabeza se mueve bruscamente hacia atrás antes de impulsarse hacia adelante. Ésa es la fórmula para que se produzcan lesiones del esternocleidomastoideo (ECM)—la conocida lesión de latigazo.

La distensión del cuello por mantenerlo extendido es otro causante de lesiones. Piense en la postura en que la parte superior del cuerpo está hacia adelante con las piernas dobladas, la cabeza hacia arriba y el mentón proyectado hacia adelante. Esta postura de la cabeza es común en el fútbol americano, el tenis y otros deportes de raqueta, en el nado de pecho y en el ciclismo. Sentarse en las primeras filas de un cine o teatro o pintar el techo también lo hace poner la cabeza y

Cefaleas y dolor facial

■

28

el cuello en esa posición. Piense en lo que esta posición entraña para los músculos del cuello: los músculos de la parte delantera del cuello se estiran y los de la parte trasera se acortan. Esta postura contribuye inevitablemente a la debilidad de la musculatura del cuello y al surgimiento de puntos de activación.

Mantener la cabeza y el cuello doblados hacia adelante durante períodos prolongados puede ser igualmente problemático. Estar tendido en la cama con la barbilla en el tórax mientras lee un libro o mira la televisión es una fórmula para que se produzcan restricciones en los músculos del cuello. Esa restricción muscular puede producir dolor facial parecido a una cefalea provocada por sinusitis y también fenómenos que generalmente se considera que no guardan ninguna relación con la musculatura, como los mareos, pérdida del equilibrio y lagrimeo del ojo. El uso de un monitor de computadora situado por debajo de su línea de visión puede tener el mismo efecto.

El uso excesivo o indebido de los músculos implicados en la masticación—el músculo temporal, el masetero y los pterigoideos—suelen provocar puntos de activación y dolor facial por ese motivo. Debido a su situación y a los síntomas asociados, el dolor de los puntos de activación en la cabeza, el cuello y los músculos faciales suele diagnosticarse como síndrome de la articulación temporomandibular, una disfunción de la articulación que conecta la quijada con el cráneo. Esta articulación se encuentra justo por delante de la oreja. Coloque el índice a un lado de la cara, por delante del centro de la oreja, y luego abra y cierre la boca; sentirá el movimiento de la articulación temporomandibular. También puede colocar el dedo en el oído y sentir el movimiento de la articulación al abrir y cerrar la boca. Apretar con los dientes un protector bucal o un esnórquel o regulador al bucear ocasiona un uso excesivo o indebido de esos músculos, y lo mismo sucede

Cefaleas y dolor facial

cuando uno aprieta automáticamente los dientes al levantar grandes pesos, independientemente de si se trata de pesos físicos o emocionales. El trauma directo en la quijada o la costumbre de mantener la cabeza hacia adelante también producen tensión en estos músculos y pueden provocar disfunción de la mandíbula.

Si tiene dolor en la cabeza o la cara, piense en los síntomas que están vinculados con cada uno de estos músculos. Cuando determine cuáles son los músculos afectados, localice y libere sus puntos de activación. Pero no se detenga ahí. Consulte la información sobre el resto de los músculos en esta sección; compruebe si hay bandas tensas también en esos músculos. Es muy probable que las haya. Libérelas todas y estírelas. Se alegrará de haberlo hecho.

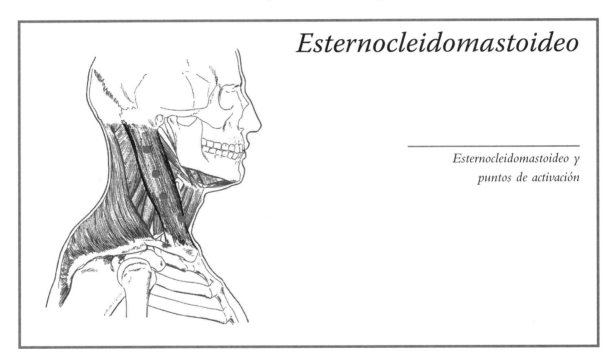

Esternocleidomastoideo

Esternocleidomastoideo y puntos de activación

EL MÚSCULO ESTERNOCLEIDOMASTOIDEO, o ECM, es un músculo grande que se encuentra en la parte lateral y frontal del cuello. Su nombre describe dónde se encuentran sus inserciones: sobre el esternón *(esterno),* la clavícula *(cleido)* y la protuberancia en la base del cráneo detrás de la oreja, o sea, el proceso mastoideo *(mastoideo).* El ECM funciona de muchas maneras distintas. Cuando funciona un solo ECM, hace que la cabeza gire y se incline hacia un lado. Cuando los dos músculos funcionan al mismo tiempo, el ECM flexiona el cuello, lo que le permite bajar el mentón hacia el tórax y controla el movimiento de la cabeza hacia atrás. Conjuntamente con el trapecio, el ECM contribuye a estabilizar la posición de la cabeza cuando se mueve la mandíbula, o sea, cada vez que uno habla o mastica. Piense en el esfuerzo que tiene que realizar este músculo: ¡la cabeza humana puede pesar hasta ocho libras!

A menudo surgen puntos de activación en el ECM como resultado de una lesión de latigazo. El latigazo es el movimiento vigoroso, inesperado y descontrolado de la cabeza primero hacia adelante y luego hacia atrás. Los accidentes automovilísticos son una de las causas más conocidas de lesiones de latigazo. También lo son las caídas, que representan un riesgo para cualquier deportista. Mantener la cabeza baja durante períodos prolongados y extenderla hacia atrás durante un rato puede crear lesiones por uso excesivo; éste es otro causante de puntos de activación. Piense en la posición del tenista que practica la recepción de saques: la flexión de la cintura hacia adelante con la cabeza hacia arriba es precisamente una posición que distiende el ECM. Es una posición conocida para los jugadores de fútbol americano y los esquiadores. ¡Los luchadores que practican "puentes" están prácticamente buscando tener puntos de activación en esas posiciones!

Los puntos de activación en el ECM nunca refieren el dolor al cuello. El síntoma más común de puntos de activación en el ECM es el dolor en la frente, la mayor parte del tiempo en el mismo lado que el músculo afectado; cuando los puntos de activación son severos, el dolor puede sentirse por toda la frente. También puede sentirse profundamente en el oído. Los puntos de activación pueden producir dolor en la mejilla y la sien y alrededor del ojo. Puede haber dolor y sensibilidad en el cuero cabelludo en el tope de la cabeza. Los síntomas no relacionados con el dolor pueden ser mareos y falta del equilibrio, lagrimeo y enrojecimiento del ojo, trastornos de la vista y aumento de la producción de mucosidad en los senos nasales. También puede provocar una tos seca.

Para buscar el esternocleidomastoideo, colóquese frente a un espejo y gire la cabeza levemente hacia el lado izquierdo, luego incline la oreja derecha hacia el hombro derecho; verá el abultamiento del ECM a su derecha, que se contrae al realizar esta acción. Puede agarrar fácilmente el músculo entre el pulgar y los dedos y seguir su curso por toda la clavícula hasta la base del cráneo.

Una vez que tenga claro dónde está el músculo, relaje la cabeza y el cuello y permita que el músculo se relaje. Agarre el músculo valiéndose de la técnica de presión de pinza, usando el pulgar y los

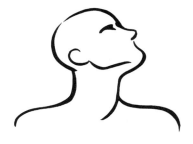

Estiramiento 1:
Esternocleidomastoideo,
haz clavicular

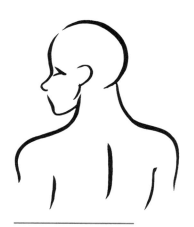

Estiramiento 2:
Esternocleidomastoideo,
haz esternal

Cefaleas y dolor facial

otros dedos. Masajee el músculo longitudinalmente, palpando hasta encontrar puntos sensibles. Puede localizar puntos de activación a ambos lados del ECM. Una vez que haya localizado un punto sensible, manténgalo agarrado y masajéelo: la aplicación directa de presión seguida de pequeños círculos en el punto de activación da buen resultado. Deje el punto de activación durante unos segundos y luego vuelva a concentrarse en él.

Trabajar sobre el ECM puede resultar muy doloroso. No aplique la fórmula de que "no hay ganancia sin dolor" si tiene puntos de activación en este músculo. El dolor soportable puede producir resultados, pero el dolor insoportable produce irritación del ECM.

Después de ese trabajo, siga tratando el músculo con estiramientos.

1. Incline la cabeza y el cuello hacia atrás, rotando la cara hacia un lado. Se estirará el ECM del lado opuesto.
2. Gire la cabeza hacia un lado. Cuando haya girado la cabeza por completo, incline el mentón hacia el hombro. Se estirará el ECM del lado hacia el que usted giró.

Debido a que el ECM se activa cuando uno respira superficialmente con el tórax, es importante entrenarse a sí mismo para respirar profundamente con la parte inferior del abdomen. Vea en la página 191 detalles específicos sobre la forma de hacerlo.

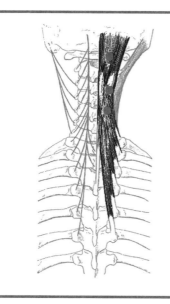

Cervicales posteriores

Semiespinoso de la cabeza
Semiespinoso del cuello

*Cervicales posteriores y
puntos de activación*

LOS MÚSCULOS CERVICALES POSTERIORES—los músculos que se encuentran en la parte trasera del cuello—producen conjuntamente los movimientos de girar el cuello y extender la cabeza y el cuello, que le permiten mirar hacia arriba y hacia atrás. Estos dos músculos deben examinarse al mismo tiempo debido a su estrecha relación de trabajo. Ambos están orientados verticalmente en la parte trasera del cuello. El músculo semiespinoso de la cabeza se adhiere a la base del cráneo; su función consiste en extender la cabeza. El semiespinoso del cuello se inserta en el cuello y su acción principal es sobre el cuello. El semiespinoso del cuello es uno de los músculos más poderosos; por esta razón a veces se le llama la "bestia de carga".

Cuando se presentan puntos de activación en el músculo semiespinoso de la cabeza el dolor abarca toda la cabeza, y se experimenta con mayor intensidad en la sien y la frente por encima del ojo. Imagínese que alguien le está apretando la cabeza con un tornillo de banco en la parte de los ojos. Los puntos de activación en el músculo semiespinoso del cuello producen dolor y sensibilidad en la base del cráneo y hasta en el cuello. Cuando hay puntos de activación resulta difícil dejar caer la cabeza hacia abajo (flexionar la cabeza y el cuello) y mirar hacia arriba y hacia atrás (extender el cuello y la cabeza). Ninguno de los dos movimientos se pueden realizar cómodamente.

Los cervicales posteriores se encuentran en una zona profunda, por debajo de varias capas de tejido muscular, pero cuando hay zonas de tensión y constricción es posible sentirlas a través de las

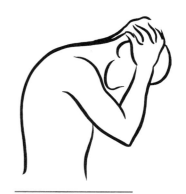

*Estiramiento: Cervicales
posteriores*

Cefaleas y dolor facial

33

capas superiores de tejido muscular. Tiéndase boca arriba con la cabeza apoyada en una almohada que sea lo suficientemente gruesa como para evitar que la cabeza sea impulsada hacia adelante o hacia atrás. Coloque los dedos en la base del cráneo a ambos lados de la columna vertebral. Mueva los dedos desde la base del cráneo hasta la parte superior de la espalda, dentro de la masa muscular justo al lado de la columna vertebral. Palpe hasta encontrar gruesas bandas de tejido muscular, que serían las bandas tensas dentro de los cervicales posteriores. Tal vez sienta al tacto zonas particularmente gruesas, como 1 ó 2 pulgadas por debajo de la base del cráneo y también como 1 ó 2 pulgadas por debajo de ese punto. Una vez que haya localizado esas zonas, simplemente haga una suave presión hacia dentro del músculo. Relaje la cabeza y el cuello y respire lentamente. Con paciencia comenzará a sentir cómo se suavizan las bandas y se libera el músculo.

Para estirar los cervicales posteriores deje caer la cabeza hacia adelante, llevando el mentón hacia el tórax. Deje que el peso de la cabeza estire estos músculos. Mantenga esta posición y cuente hasta diez o veinte. Repita el estiramiento constantemente a lo largo del día hasta alcanzar la completa liberación.

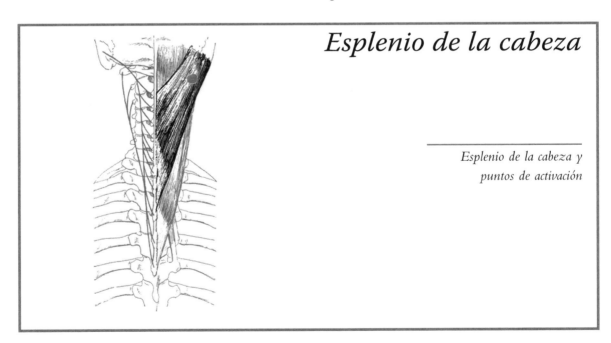

Esplenio de la cabeza

Esplenio de la cabeza y puntos de activación

EL ESPLENIO DE LA CABEZA se encuentra debajo del trapecio. Va en diagonal desde la base del cráneo, en el abultamiento que puede palparse detrás del oído, hasta las vértebras medias del cuello y la parte superior de la espalda. Es posible que el músculo sea difícil de localizar al tacto. El esplenio extiende la cabeza y el cuello y los hace girar hacia los lados.

Impulsar la cabeza hacia adelante es la acción precursora más común de puntos de activación. Los tenistas a la espera de recibir el saque tienen la cabeza en esta posición. Cuando hay puntos de activación en el esplenio de la cabeza el dolor se siente directamente en la parte superior de la cabeza.

Para localizar y tratar el esplenio de la cabeza, siéntese con la espalda apoyada en el espaldar de una silla. Trate de encontrar el espacio entre el trapecio superior (página 46) y el esternocleidomas- toideo (página 30). Empiece por localizar la protuberancia en la base del cráneo detrás del oído. El esternocleidomastoideo comienza allí. Haga presión justo por detrás del ECM y deslice la mano hacia abajo por un costado del cuello. Comenzará a sentir el borde delantero del trapecio cuando llegue al medio del cuello. Justo a ese nivel, palpe hasta encontrar una fina banda de tejido muscular entre el trapecio y el ECM. Haga una leve presión contra esa banda durante varios segundos hasta liberarla. Trabaje de esta manera sobre el punto de activación varias veces durante el día. Sígalo con estiramientos.

Para estirar el esplenio de la cabeza, deje caer la cabeza hacia adelante y hacia abajo, haciendo girar el cuello de 20 a 30 grados en sentido opuesto al lado que le duele. Mantenga esta posición y cuente hasta diez o veinte.

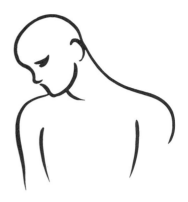

Estiramiento: Esplenio de la cabeza

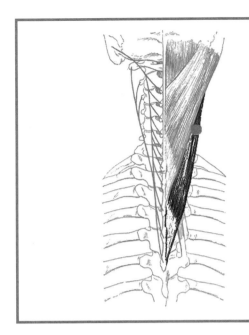

Esplenio del cuello

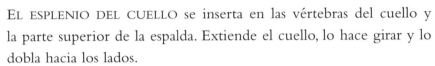

Esplenio del cuello y puntos de activación

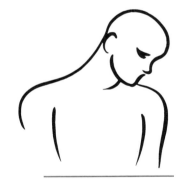

Estiramiento: Esplenio del cuello

EL ESPLENIO DEL CUELLO se inserta en las vértebras del cuello y la parte superior de la espalda. Extiende el cuello, lo hace girar y lo dobla hacia los lados.

Impulsar la cabeza hacia adelante es la causa más común del surgimiento de puntos de activación en este músculo: un tenista a la espera de recibir el saque tiene la cabeza exactamente en esta posición. Cuando hay puntos de activación en este músculo puede experimentar dolores en el cuello, la cabeza y los ojos. El dolor en el cuello se siente exactamente en el ángulo de encuentro entre el cuello y el hombro, y también puede incluir tortícolis (rigidez del cuello). Puede ser incluso un dolor intenso que llega hasta el otro lado de la cabeza, a la parte de atrás del ojo. También podría experimentar visión borrosa en ese ojo.

Palpe hasta encontrar el esplenio exactamente en el ángulo del cuello. Siéntese con la espalda apoyada en el espaldar de una silla e incline un tanto la cabeza hacia el lado donde siente el dolor. Podrá deslizar los dedos entre dos capas de tejido muscular hasta tocar la parte más profunda del esplenio. Cuando haya localizado el músculo al tacto, incline un tanto la cabeza hacia el otro lado; sentirá cómo el esplenio se tensa bajo sus dedos. Aplique una suave presión en esa banda y manténgase así durante varios segundos. Comenzará a sentir que el músculo se libera lentamente.

Para estirar el esplenio del cuello, deje caer la cabeza hacia adelante y hacia abajo, haciendo girar el cuello de 30 a 40 grados en sentido opuesto al lado que le duele. Mantenga esta posición y cuente hasta diez o veinte.

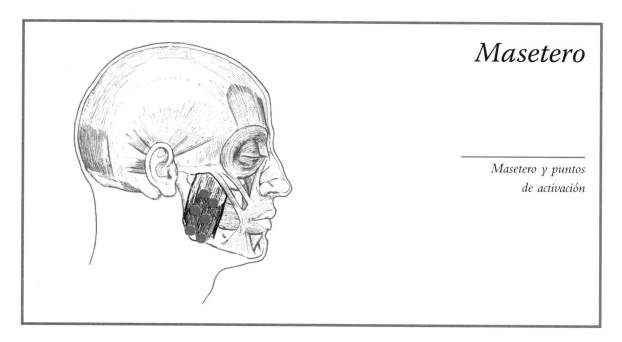

Masetero

_____

Masetero y puntos de activación

EL MÚSCULO MASETERO es uno de los músculos más fuertes de la cara. Se inserta en la parte del pómulo que está cerca de la oreja y en la quijada o mandíbula. Funciona cuando uno mastica y cuando aprieta los dientes al alzar la mandíbula inferior. Si se pone la mano sobre la mejilla, justo al lado de la mandíbula inferior y aprieta suavemente los dientes, sentirá cómo se mueve el músculo masetero al contraerse. Su contracción y relajación se notan cuando alguien está enojado y aprieta y relaja automáticamente la mandíbula.

Si piensa en la acción de este músculo puede determinar lo que ocasiona su restricción: apretar con los dientes un protector bucal o un esnórquel o regulador; apretar los dientes al dormir. Los períodos de este tipo de actividad pueden desencadenar fácilmente la restricción del masetero. Los culturistas aprietan naturalmente los dientes cuando levantan grandes pesos. Ciertas acciones cotidianas—masticar alimentos duros, usar goma de mascar, morderse las uñas—o recibir en la cabeza un trauma que afecte la mandíbula también pueden hacer que surjan puntos de activación en el masetero.

Cuando el masetero presenta bandas tensas y puntos de activación, puede ocasionar dolores faciales. A veces el dolor se siente sobre los dientes superiores y la mejilla y sobre la ceja. El dolor producido por el punto de activación puede describirse como dolor de sinusitis

Cefaleas y dolor facial

e incluso es posible que se diagnostique erróneamente como infección de los senos nasales. A veces el dolor se siente a un lado de la mejilla y profundamente en el oído y puede producir zumbido en los oídos. Cuando el masetero presenta puntos de activación puede suceder que uno no alcance a abrir la boca tanto como quisiera. Normalmente uno puede abrir la boca cómodamente y dejar en ella suficiente espacio para introducir los nudillos de dos dedos uno sobre otro. Si no puede hacer esto, tiene restricción de la mandíbula y debe palpar hasta encontrar puntos de activación en el masetero y en los otros músculos implicados en la masticación: el músculo temporal y los pterigoideos.

El masetero está cubierto por la glándula parótida (la glándula que se inflama cuando uno contrae paperas), por lo que los puntos de activación pueden a veces resultar difíciles de detectar desde fuera. Debe examinar y tratar el músculo desde la parte interior de la mejilla. Lávese bien las manos, luego coloque el dedo pulgar sobre la parte interior de la boca y los otros dedos sobre la mejilla. Apriete un poco los dientes hasta encontrar el músculo. Masajee con el pulgar las bandas tensas y puntos sensibles que encuentre en el músculo. Tal vez esté muy sensible y doloroso; quizás deba aplicar este tratamiento al músculo varias veces al día y durante varios días. Insista en el masaje y el músculo se liberará lentamente. Un buen momento para trabajar sobre este músculo es cuando esté en la ducha. Es un momento en que tiene el músculo caliente y las manos limpias.

Después de haber trabajado sobre el músculo, debe estirarlo. Coloque una mano bajo el mentón para oponer una leve resistencia a la acción de abrir la boca. Abra la boca suavemente mientras le hace resistencia con la mano. Mantenga la posición y cuente hasta tres o cinco. Repita tres veces este ejercicio de estiramiento. Siguiendo este ciclo de estiramiento, abra y cierre la boca varias veces sin resistencia.

Es importante evitar las actividades que producen restricción en los músculos de la mandíbula—usar goma de mascar, masticar alimentos duros, morderse las uñas o apretar una boquilla con los dientes. Corregir la posición de la cabeza hacia adelante es una parte importante del tratamiento y reentrenamiento de estos músculos. Tener presente la necesidad de cambiar es el primer paso hacia un cambio duradero.

Puede comenzar a alterar la postura de la cabeza tratando de estirar

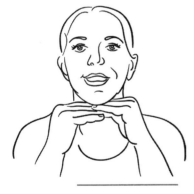

Estiramiento: Masetero

la columna vertebral, como si estuviera suspendido de una cuerda atada del tope de la cabeza. Sentado, puede colocar una almohada pequeña u otro medio de apoyo en la parte baja de la espalda para levantar el tórax. Esto permitirá también que la cabeza adopte una posición más erguida.

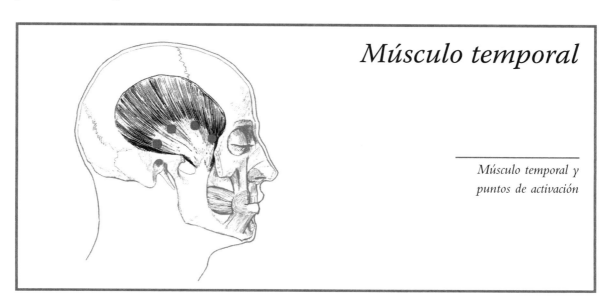

Músculo temporal

Músculo temporal y puntos de activación

EL MÚSCULO TEMPORAL es el más fuerte y eficiente de los músculos de la masticación. Es un músculo grande y plano que se encuentra sobre la sien, cubriendo el oído en abanico. Su inserción inferior es en la quijada o mandíbula. El músculo temporal, conjuntamente con el masetero, realiza la acción de cerrar la mandíbula. Si se coloca los dedos en las sienes por encima de las orejas y aprieta ligeramente la parte trasera de la mandíbula podrá sentir la contracción del músculo temporal.

Los puntos de activación pueden aparecer en el músculo temporal de la misma manera que en el masetero—por apretar o rechinar los dientes y por el trauma directo ocasionado por un impacto o una caída. Cuando efectivamente surgen puntos de activación, el dolor se siente en forma de cefalea en la parte de las sienes y puede extenderse hasta la ceja, los dientes superiores y hasta la zona de la articulación temporomandibular. Además de dolor, es posible que sienta en los dientes hipersensibilidad al calor, el frío o la presión. Si le duelen las piezas dentales es importante que vea a un dentista, pero si éste no encuentra ningún problema dental bien valdría su tiempo y esfuerzo que intentara localizar y liberar bandas tensas y puntos de activación en el músculo temporal.

Cefaleas y dolor facial

Puede localizar puntos de activación en el músculo temporal colocando las yemas de los dedos, abiertos en arco, aproximadamente una pulgada por encima de la oreja y contra la sien. Apriete ligeramente la parte trasera de la mandíbula. Sentirá la contracción muscular bajo sus dedos. Mueva levemente los dedos hacia uno y otro lado de las fibras del músculo para localizar las bandas tensas dentro de éste. Los puntos de activación serán los puntos más sensibles dentro de las bandas tensas. Comprima suavemente los puntos durante varios segundos hasta liberarlos.

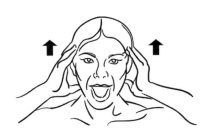

Estiramiento: Músculo temporal

Para estirar el músculo temporal extienda los dedos sobre el músculo, justo por detrás de las sienes y por encima de las orejas. Abra la boca lo más posible e inhale; al exhalar, aplique presión hacia arriba a lo largo de las fibras del músculo. Vuelva a mantener la posición y cuente hasta cinco o diez. Repítalo varias veces.

Al igual que en el caso del masetero, es importante evitar las actividades que producen restricción en los músculos implicados en la masticación—usar goma de mascar, masticar alimentos duros, morderse las uñas o apretar una boquilla con los dientes.

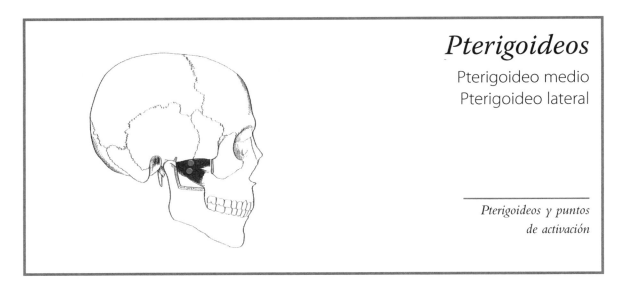

Pterigoideos
Pterigoideo medio
Pterigoideo lateral

Pterigoideos y puntos de activación

LOS PTERIGOIDEOS suspenden la mandíbula inferior de sus inserciones en los huesos del cráneo. Conjuntamente con los músculos masetero y temporal, elevan la mandíbula, producen el movimiento hacia atrás y hacia adelante necesario para triturar la comida y mueven la quijada hacia adelante, un movimiento necesario para abrir bien la mandíbula.

El pterigoideo lateral es el causante muscular más común de disfunción de la articulación temporomandibular, pero rara vez se le presta atención debido al carácter de los síntomas vinculados con el surgimiento de puntos de activación. El dolor en el pómulo y la articulación temporomandibular justo por delante del centro de la oreja, el chasquido doloroso de la mandíbula al abrir y cerrar la boca, la dificultad para abrir bien la boca y la dificultad al masticar hace que la gente acuda a dentistas y especialistas en la articulación temporomandibular, pero no a terapeutas miofasciales. El dolor en los senos nasales con aumento de producción de mucosidad en ellos hace que los pacientes acudan al otorrinolaringólogo. De hecho, todos estos síntomas están vinculados con una restricción de origen muscular.

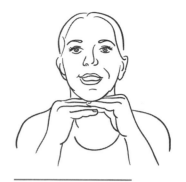

Estiramiento: Pterigoideo lateral

Los pterigoideos son músculos pequeños y están situados en la parte de atrás de la mandíbula, por lo que son difíciles de localizar al tacto. Para localizar el pterigoideo lateral, comience en el pómulo justo por delante del centro de la oreja. Haga presión contra la parte inferior del pómulo, siguiendo su curso hacia la nariz. Abra y cierre la mandíbula al hacer esto y sentirá cómo el pterigoideo lateral se contrae y relaja aproximadamente a una pulgada de la oreja. Si hay puntos de activación sentirá una banda vertical tensa muy sensible que viene desde abajo del pómulo. Haga presión hacia dentro de esa banda.

Puede trabajar sobre el extremo inferior del pterigoideo medio si hace presión hacia arriba, aproximadamente media pulgada por debajo del ángulo de la mandíbula. Debe llegar a las fibras superiores del pterigoideo medio por dentro de la boca. Lávese bien las manos y luego introduzca los dedos completamente hacia el fondo de la boca, detrás de las últimas muelas. Sentirá el borde anguloso del hueso de la mandíbula. Trabaje sobre el músculo justo por detrás de ese borde. Apretar suavemente los dientes sobre un objeto pequeño como un lápiz o un corcho le ayudará a detectar claramente el músculo. Si hay restricciones en el músculo, es indudable que lo encontrará muy sensible. Aplique el tratamiento durante períodos breves varias veces al día.

Continúe con un ejercicio de estiramiento. Coloque una mano bajo el mentón para hacer una leve resistencia a la acción de abrir la boca. Abra la boca suavemente mientras le hace resistencia con la mano. Mantenga la posición y cuente hasta tres o cinco. Repita esto tres veces. Siguiendo este ciclo de estiramiento, abra y cierre la boca varias veces sin resistencia.

Cefaleas y dolor facial

Dolor del cuello y de la parte superior de la espalda

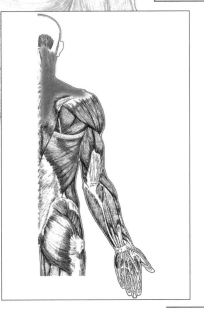

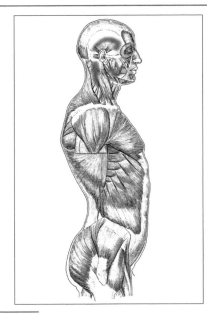

Patrón de dolor: Trapecio

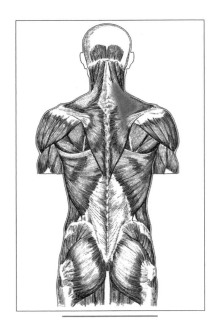

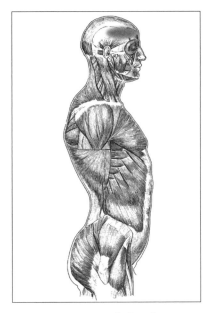

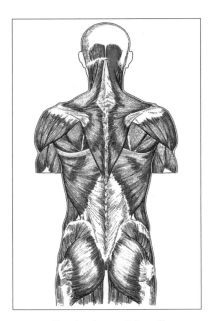

Patrón de dolor: Elevador de la escápula

Semiespinoso de la cabeza

Semiespinoso del cuello

Patrón de dolor: Cervicales posteriores

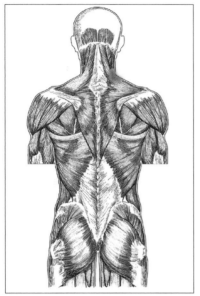
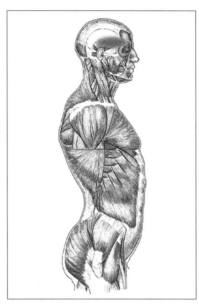
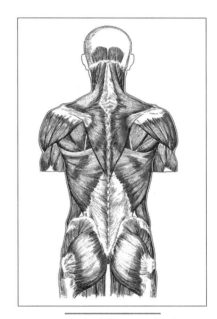

Patrón de dolor: Esplenio del cuello   *Patrón de dolor: Romboides*

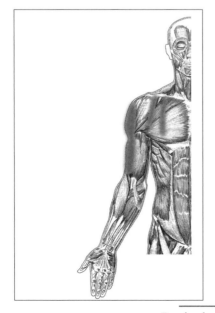
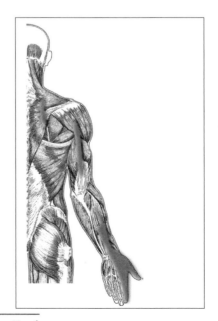

Patrón de dolor: Escalenos

El cuerpo humano es una estructura sorprendente y el cuello es un magnífico ejemplo de esa verdad. Sobre la espina dorsal del torso se encuentran, una sobre otra, las siete vértebras que forman la estructura ósea del cuello y sostienen la cabeza. Hay muchos músculos que actúan sobre el cuello y la cabeza y que facilitan el movimiento de éstos. Algunos son continuación de músculos de la espalda; otros son específicos del cuello propiamente dicho. El complejo diseño de los músculos y huesos hace que el cuello sea capaz de movimientos complicados y le da la fuerza necesaria para sostener el peso de la cabeza humana, de aproximadamente ocho libras. A pesar de toda esa complejidad (o quizás debido a ella) el cuello está sujeto a un estrés muscular que suele traer dolor y disfunción.

Los causantes del desarrollo de puntos de activación en la musculatura del cuello son numerosos: la sobrecarga, el trabajo excesivo, los traumas, las posturas incorrectas y el estrés emocional son sólo algunos de ellos. Pueden producirse sobrecargas debido a las muchas actividades que distienden los músculos del cuello. Mantener la cabeza y el cuello en la misma posición durante un período prolongado puede provocar restricción y puntos de activación asociados. Esto puede ocurrir cuando uno está pintando un techo o cuando se sienta en las primeras filas de un cine o teatro. Trabajar con un monitor de computadora ladeado puede contribuir al surgimiento de puntos de activación debido a la prolongada rotación del cuello que exige esa forma de colocar el monitor. Dormir con varias almohadas o con una almohada que sea excesivamente gruesa o plana puede provocar restricción en los músculos; quedarse dormido si se tiende de lado con la cabeza apoyada en el brazo del sofá es una posición clásica que sobrecarga los músculos del cuello, lo que provoca dolor y rigidez y limita la amplitud de movimiento en el cuello.

Muchos bailarines y deportistas "estiran" el cuello indebidamente, lo que distiende o estira excesivamente los músculos al hacerlo. Los rodamientos de nuca, por ejemplo, someten indebidamente a estrés los músculos más pequeños del cuello, lo que hace que estos músculos tengan que sostener el peso de la cabeza en determinados momentos durante el rodamiento, y esto a su vez produce sobrecarga en ellos.

Dolor del cuello y de
la parte superior
de la espalda

44

Pueden producirse puntos de activación debido a esta sobrecarga.

También es problemática la postura con la cabeza hacia adelante: el mentón sobresale y los músculos en la parte trasera del cuello se acortan. Es una postura común para los ciclistas; es también familiar para los jugadores de fútbol americano y los tenistas. Una postura de la parte superior del cuerpo cargada de hombros, común en los levantadores de pesas con pectorales excesivamente desarrollados, las mujeres de senos voluminosos y las personas de ambos sexos en la tercera edad, también puede hacer que la cabeza quede hacia adelante; esto ocasiona fácilmente lesiones por sobrecarga en los músculos del cuello.

Las lesiones del tipo de latigazo, el movimiento repentino hacia adelante y hacia atrás del cuello experimentado durante un placaje o "tackle", o una caída o un impacto lateral, suelen ocasionar lesiones del cuello. Los jugadores de fútbol americano o cualquier deportista que tenga riesgo de caída o impacto, podrían experimentar un trauma en los músculos del cuello.

Otro causante común de lesiones del cuello es la respiración inadecuada. El respirar superficialmente con el tórax en lugar de hacerlo con la parte inferior del abdomen obliga a los músculos del cuello a participar en la respiración, lo que crea una situación de uso excesivo crónico. El estrés, por supuesto, surte el mismo efecto: puede acumularse una gran cantidad de tensión en el cuello, la garganta, la parte superior del tórax y los hombros. El estrés es por sí solo uno de los principales causantes del surgimiento de puntos de activación en músculos relacionados con el cuello y la parte superior de la espalda.

Si padece de dolores en el cuello, piense en los causantes de su dolor. ¿El dolor es consecuencia de sus actividades físicas? ¿de su postura? ¿del estrés característico de su propia vida? ¿de una forma ineficiente de respirar? El dolor puede tener más de una causa. Tendrá que buscar solución a todas las causas para que el remedio sea verdadero y el cuello no le duela más.

Dolor del cuello y de la parte superior de la espalda

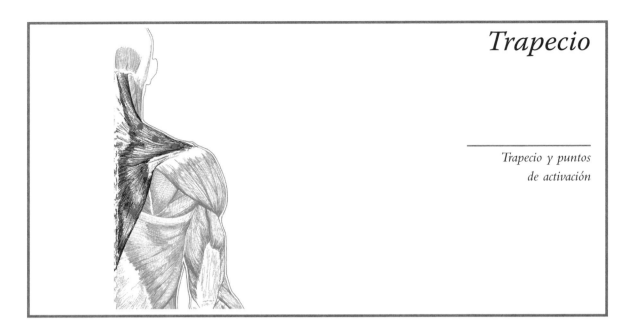

Trapecio

*Trapecio y puntos
de activación*

DE TODOS LOS MÚSCULOS del cuerpo, el trapecio es donde más a menudo surgen puntos de activación. Éste se inserta en la base del cráneo y se encuentra en la parte trasera del cuello, los hombros superiores y sobre la parte superior y media de la espalda. El trapecio está compuesto en realidad por tres grupos de fibras distintos: un grupo superior, un grupo intermedio y un grupo inferior. Las fibras musculares del trapecio superior cubren de lado a lado los hombros superiores hasta unirse con la clavícula en la parte superior del tórax. El trapecio superior da la forma característica de la zona de los hombros superiores más cercana al cuello. Éste es el único músculo en el cuerpo que hace levantar la punta de los hombros, lo que produce el efecto de "encogerlos". El trapecio superior también mueve la cabeza y el cuello hacia el hombro del mismo lado.

Las fibras del trapecio medio acercan los omóplatos. Las fibras del trapecio inferior tiran de los omóplatos hacia abajo.

Pueden aparecer puntos de activación en distintas áreas del trapecio, lo que produce dolor en distintos lugares del cuello y la parte superior de la espalda. Los puntos de activación surgen comúnmente como resultado de sobrecargas, compresión y traumas. El estrés suele ser el principal causante de las sobrecargas. Si piensa en su postura cuando está estresado se percatará de que a menudo los hombros soportan la mayor carga; en esas ocasiones parece que uno mantiene la cabeza hundida en los hombros. Los trapecios son los responsables de esta postura en que la cabeza parece hundirse en los hombros. No en balde existe la expresión de llevar el peso

Dolor del cuello y de
la parte superior
de la espalda

del mundo sobre los hombros: cuando efectivamente "llevamos el peso del mundo" de esta manera, los que se afectan son los trapecios. También pueden producirse sobrecargas por levantar constantemente el hombro hacia la oreja, como sucede al sostener entre ambos el auricular del teléfono.

El trapecio es el músculo que soporta el peso de los brazos. Cuando uno está sentado en una silla sin apoyo para los brazos, el trapecio se mantiene soportando el peso de los brazos. Tanto el bailarín que practica alzar a su compañera por encima de la cabeza como el levantador de pesas que hace prensas militares y el ciclista encorvado sobre los manubrios corren peligro de presentar puntos de activación en el trapecio debido a la sobrecarga del músculo.

La compresión del trapecio también da lugar a puntos de activación: los senderistas que llevan mochilas mal ajustadas o los que transportan aparejos pesados sobre los hombros podrían presentar puntos de activación debido a la compresión. El trauma en forma de latigazo—el movimiento vigoroso, inesperado y descontrolado de la cabeza hacia adelante y hacia atrás—suele producir puntos de activación. Los accidentes automovilísticos son una causa bien conocida de lesiones de latigazo. También lo son las caídas, algo que cualquiera de nosotros puede experimentar.

El dolor de los puntos de activación en el trapecio superior se siente en el lado del cuello hasta la base del cráneo, y quizás se traslade desde el oído hasta la sien. El dolor se describe a menudo como una molestia profunda. Puede experimentar este patrón de dolor como cefalea, particularmente cuando siente dolor en las sienes. Los puntos de activación en las fibras medias del trapecio no son frecuentes pero, cuando existen, refieren el dolor entre los omóplatos, cerca de la columna vertebral. Los puntos de activación en las fibras inferiores refieren el dolor a la parte trasera del cuello.

Los puntos de activación son mucho más frecuentes en el trapecio superior que en las fibras medias o inferiores. Para localizar los puntos de activación en el trapecio superior, siéntese en una silla con el codo apoyado. El trapecio soporta el peso de todo el brazo, por lo que conviene apoyar el brazo en el brazo de la silla o butaca para aliviar el peso del trapecio y dejar que éste se relaje. Palpe la parte superior del hombro, entre el borde exterior del hombro y la oreja. Puede agarrar el músculo entre el pulgar y los otros dedos, pues su grosor lo permite. Encontrará puntos de activación en el músculo

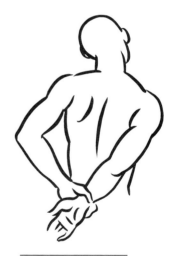

Estiramiento 1: Trapecio

Dolor del cuello y de
la parte superior
de la espalda

47

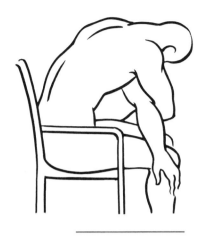

Estiramiento 2: Trapecio

por delante y por detrás, por lo que debe comenzar por buscar bandas y sensibilidad en la parte delantera del músculo antes de pasar a trabajar sobre la parte trasera del músculo. Cuando hay puntos de activación se sienten bandas de tejido muscular que duelen; puede que incluso detecte "nudos" individuales que, cuando se presionan, refieren el dolor hacia arriba por un costado del cuello hasta la base del cráneo. Cuando encuentre uno de estos puntos, presione con los dedos hasta donde tenga sensibilidad y dolor. Respire y relaje el tórax y los brazos. Cuando hayan pasado varios segundos comenzará a sentir que el músculo se ablanda y los nudos se relajan. Repita este tratamiento varias veces al día. Mientras más frecuente sea su trabajo sobre el músculo, más se liberará éste y cada vez más tiempo durará el efecto.

Para liberar los puntos de activación en las fibras medias o inferiores del trapecio, tiéndase en el suelo y coloque una pelota de tenis u otra de tamaño similar sobre la zona del músculo donde siente la mayor sensibilidad. Haga que su cuerpo comprima la pelota contra la espalda. Respire y relájese y deje que la gravedad y la pelota hagan el efecto de liberar el punto de activación.

Estire el trapecio superior después de trabajarlo y el alivio será aún mayor. Incline la cabeza en sentido opuesto al lado que le duele, tratando de acercar la oreja al hombro. Mantenga esta posición y cuente hasta diez o veinte. Para aumentar el estiramiento, agarre la muñeca del brazo que le duele detrás de la espalda y tire de ella suavemente hacia el lado que no le duele.

Para estirar el trapecio medio y el trapecio inferior, siéntese en una silla. Inclínese hacia adelante con la cabeza hacia abajo. Cruce cada brazo sobre el cuerpo y sujete con cada uno la rodilla opuesta. Mantenga esta posición y cuente hasta diez o veinte.

Dolor del cuello y de
la parte superior
de la espalda

■

48

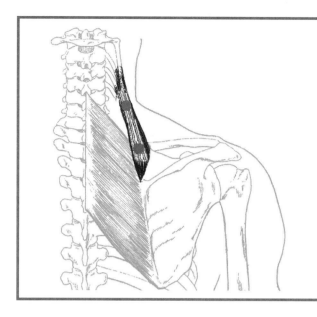

Elevador de la escápula

Elevador de la escápula y puntos de activación

EL ELEVADOR DE LA ESCÁPULA es uno de los músculos más comúnmente implicados (superado solamente por el trapecio) en ser al mismo tiempo un causante de dolor en el cuello y un lugar donde a menudo surgen puntos de activación. El elevador de la escápula se encuentra debajo del trapecio. Se inserta en las vértebras superiores del cuello y en el extremo interior del omóplato. Como lo describe su nombre, cuando el elevador de la escápula se contrae, eleva la escápula (dicho vulgarmente, alza el omóplato). En conjunto con otros músculos, también contribuye a rotar y doblar el cuello.

Una causa común de puntos de activación en el elevador de la escápula es la de mantener la cabeza en una misma posición durante un período largo: mantener el teléfono entre la oreja y el hombro, trabajar frente a una computadora o ver la televisión cuando la pantalla está ladeada y quedarse dormido sobre un costado con almohadas demasiado altas son ejemplos de posiciones que pueden hacer que surjan puntos de activación si la posición se mantiene demasiado tiempo. Las tensiones de alzar los hombros y mantener la cabeza inclinada hacia adelante afectan al elevador de la escápula. Independientemente de que este estrés muscular se genere durante la práctica de deportes o se deba simplemente a sus hábitos de postura, constituye de todos modos una fórmula para que se produzcan puntos de activación en el elevador de la escápula. Si se fija en su postura cuando está sometido a estrés emocional, notará cómo sube los hombros sin darse cuenta; éste es otro causante común de puntos de activación en el elevador de la escápula.

Dolor del cuello y de la parte superior de la espalda

■

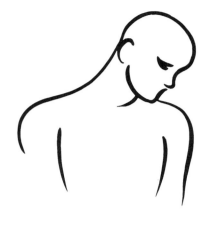

*Estiramiento: Elevador
de la escápula*

Cuando se presentan puntos de activación en el elevador de la escápula, el dolor se siente en el ángulo del cuello donde éste se encuentra con el hombro. También puede sentir algún dolor en la parte superior de la espalda, justo entre el omóplato y la columna vertebral. El sello distintivo de los puntos de activación "activos" en el elevador de la escápula es una tortícolis que no le permite girar la cabeza por completo hacia el mismo lado donde siente el dolor. Si éste es uno de sus síntomas, ¡empiece por tratar el elevador de la escápula!

Para detectar bandas tensas y puntos de activación en el elevador de la escápula, tendrá que palpar a través del trapecio. Ponga la mano del lado opuesto al dolor sobre el hombro que le duele. Alce ese hombro y déjelo caer y sentirá el movimiento del omóplato. Cuando haya localizado el borde interno del omóplato, acerque un poco la mano a la columna vertebral. Si hay puntos de activación en el elevador de la escápula, sentirá una banda de tejido muscular gruesa como cuerda, con un punto sensible que produce al mismo tiempo una sensación de dolor y de placer al aplicarle presión. Estire el cuello hacia el lado opuesto al hacer esto. Quizás empiece por sentir una sensación de quemazón; si la siente, sabrá que ha encontrado el punto adecuado. Trabaje sobre los puntos de activación en el músculo y sentirá que se libera lentamente.

Para estirar el elevador de la escápula, incline la cabeza en sentido opuesto al lado que le duele, tratando de acercar la oreja al hombro. Rote la cara aproximadamente 30 grados en sentido opuesto al lado que le duele y luego baje levemente la cabeza, llevando el mentón hacia el tórax. Mantenga esta posición y cuente hasta diez o veinte.

Una vez liberado este músculo, fíjese bien en los movimientos que hace. Determine si es la actividad, la postura o el estrés lo que agrava la tensión muscular y luego trate de corregir la situación a fin de evitar el surgimiento de puntos de activación en el elevador de la escápula en el futuro.

Dolor del cuello y de
la parte superior
de la espalda
■
50

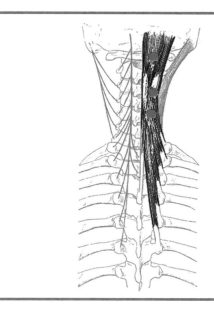

LOS MÚSCULOS CERVICALES POSTERIORES—los músculos que se encuentran en la parte trasera del cuello—producen conjuntamente los movimientos de girar el cuello y extender la cabeza y el cuello, que le permiten mirar hacia arriba y hacia atrás. Estos dos músculos deben examinarse al mismo tiempo debido a su estrecha relación de trabajo. Ambos están orientados verticalmente en la parte trasera del cuello. El músculo semiespinoso de la cabeza se adhiere a la base del cráneo; su función consiste en extender la cabeza. El semiespinoso del cuello se inserta en el cuello y su acción principal es sobre el cuello. El semiespinoso del cuello es uno de los músculos más poderosos; por esta razón a veces se le llama la "bestia de carga".

Cuando se presentan puntos de activación en el músculo semiespinoso de la cabeza, el dolor abarca toda la cabeza, y se experimenta con mayor intensidad en la sien y la frente por encima del ojo. Imagínese que alguien le está apretando la cabeza con un tornillo de banco en la parte de los ojos. Los puntos de activación en el músculo semiespinoso del cuello producen dolor y sensibilidad en la base del cráneo y hasta el cuello. Cuando se presentan puntos de activación en ese músculo resulta difícil dejar caer la cabeza hacia abajo (flexionar la cabeza y el cuello) y mirar hacia arriba y hacia atrás (extender el cuello y la cabeza). Ninguno de los dos movimientos se puede realizar cómodamente.

Los cervicales posteriores se encuentran en una zona profunda, por debajo de varias capas de tejido muscular, pero cuando hay zonas de tensión y constricción es posible sentirlas a través de las

Dolor del cuello y de
la parte superior
de la espalda

■

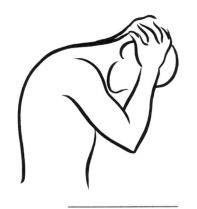

Estiramiento:
Cervicales posteriores

capas superiores de tejido muscular. Tiéndase boca arriba con la cabeza apoyada en una almohada que sea lo suficientemente gruesa como para evitar que la cabeza sea impulsada hacia adelante o hacia atrás. Coloque los dedos en la base del cráneo a ambos lados de la columna vertebral. Mueva los dedos desde la base del cráneo hasta la parte superior de la espalda, dentro de la masa muscular justo al lado de la columna vertebral. Palpe hasta encontrar gruesas bandas de tejido muscular, que serían las bandas tensas dentro de los cervicales posteriores. Tal vez sienta al tacto zonas particularmente gruesas, como 1 ó 2 pulgadas por debajo de la base del cráneo y también como 1 ó 2 pulgadas por debajo de ese punto. Una vez que haya localizado esas zonas, simplemente haga una suave presión hacia dentro del músculo. Relaje la cabeza y el cuello y respire lentamente. Con paciencia comenzará a sentir cómo se suavizan las bandas y se libera el músculo.

Para estirar los cervicales posteriores deje caer la cabeza hacia adelante, llevando el mentón hacia el tórax. Deje que el peso de la cabeza estire estos músculos. Mantenga esta posición y cuente hasta diez o veinte. Repita el estiramiento varias veces durante el día hasta alcanzar la completa liberación.

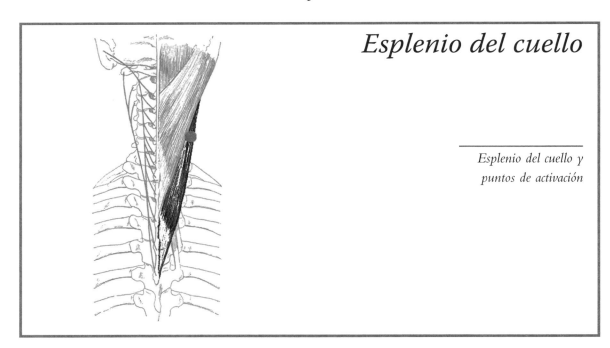

Esplenio del cuello

Esplenio del cuello y
puntos de activación

Dolor del cuello y de la parte superior de la espalda

■

EL ESPLENIO DEL CUELLO se inserta en las vértebras del cuello y la parte superior de la espalda. Extiende el cuello, lo hace girar y lo inclina hacia los lados.

Impulsar la cabeza hacia adelante es la causa más común del surgimiento de puntos de activación en este músculo: un tenista a la espera de recibir el saque tiene la cabeza en esta misma posición. Cuando hay puntos de activación en este músculo puede experimentar dolores en el cuello, la cabeza y los ojos. El dolor en el cuello se siente exactamente en el ángulo de encuentro entre éste y el hombro, y también puede incluir tortícolis (rigidez del cuello). Puede ser incluso un dolor intenso que llega hasta el otro lado de la cabeza, a la parte de atrás del ojo. También podría experimentar visión borrosa en ese ojo.

Palpe hasta encontrar el esplenio exactamente en el ángulo del cuello. Siéntese con la espalda apoyada en el espaldar de una silla e incline un tanto la cabeza hacia el lado donde siente el dolor. Podrá deslizar los dedos entre dos capas de tejido muscular hasta tocar la parte más profunda del esplenio. Cuando haya localizado el músculo al tacto, incline un tanto la cabeza hacia el otro lado; sentirá cómo el esplenio se tensa bajo sus dedos. Aplique una suave presión en esa banda y manténgase así durante varios segundos. Comenzará a sentir que el músculo se libera lentamente.

Para estirar el esplenio del cuello, deje caer la cabeza hacia adelante y hacia abajo, girando el cuello de 30 a 40 grados en sentido opuesto al lado que le duele. Mantenga esta posición y cuente hasta diez o veinte.

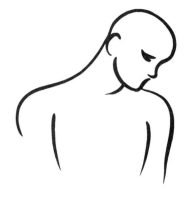

Estiramiento: Esplenio del cuello

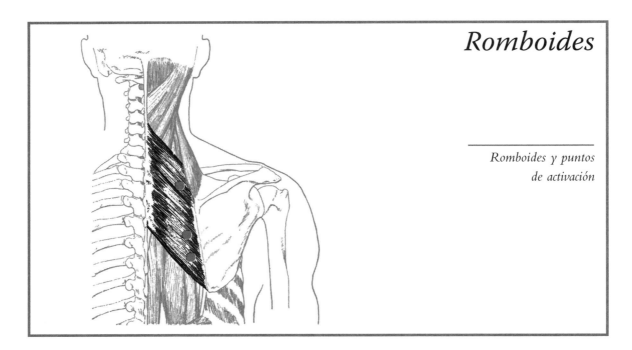

Romboides

Romboides y puntos de activación

JUSTO POR DEBAJO del trapecio, los romboides conectan los omóplatos con las vértebras de la parte superior de la espalda. Conjuntamente con las fibras medias del trapecio, los romboides acercan los omóplatos entre sí. También elevan los omóplatos, junto con el elevador de la escápula.

Los romboides presentan una tendencia a la debilidad, particularmente cuando el pectoral mayor en la parte delantera del tórax está sobrecargado o muy tenso. El pectoral mayor es el músculo en la parte superior del tórax que da a esa parte del cuerpo su aspecto contorneado; véalo en la página 69. Muchos levantadores de pesas y culturistas someten los músculos pectorales a un esfuerzo excesivo y terminan por adquirir una apariencia cargada de hombros: la fuerza de los pectorales sobrecargados lleva los hombros hacia adelante y el consecuente estirón de los romboides debilita estos músculos y hace que en ellos aparezcan puntos de activación. Cualquier tipo de trabajo que lo haga inclinarse hacia adelante en una posición cargada de hombros aumenta el riesgo de que surjan puntos de activación en los romboides.

El dolor proveniente de los puntos de activación en los romboides es una molestia superficial que se siente a lo largo del borde interior de los omóplatos. El movimiento no tiene ningún efecto en el dolor; lo sentirá por igual si está descansando o moviéndose. Un patrón de dolor que implique a los romboides nunca se limita a los romboides. Sólo podrá determinar si los romboides están implicados

Dolor del cuello y de la parte superior de la espalda

■

cuando haya eliminado los puntos de activación en el trapecio, el elevador de la escápula y el infraespinoso. Si oye o siente un chasquido o crujido cuando mueve los omóplatos, significa que están implicados los romboides. El dolor de la parte superior de la espalda puede deberse también a puntos de activación en los romboides.

La forma más fácil de liberar los puntos de activación en los romboides consiste en tenderse en el suelo con una pelota colocada sobre el músculo que se encuentra entre el omóplato y la columna vertebral. Quizás deba apoyar la cabeza en una almohada delgada para estar cómodo. Sabrá exactamente dónde debe poner la pelota cuando se acueste sobre ella y sienta la sensibilidad de un punto de activación comprimido. Mientras esté tendido en el suelo relaje su cuerpo. Respire hondo y deje que la gravedad haga su parte.

Estire los romboides después de haberlos trabajado. Siéntese en una silla e inclínese hacia adelante con la cabeza hacia abajo. Cruce cada brazo sobre el cuerpo y sujete con cada uno la rodilla opuesta. Mantenga esta posición y cuente hasta diez o veinte.

A fin de contrarrestar la posición cargada de hombros mientras está sentado pudiera usar un apoyo lumbar en la parte inferior de la espalda, justo por encima de la cintura, que le ayude a alzar la parte superior del tórax y bajar los omóplatos. Una toalla enrollada también puede servir con este fin.

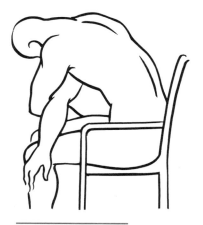

Estiramiento: Romboides

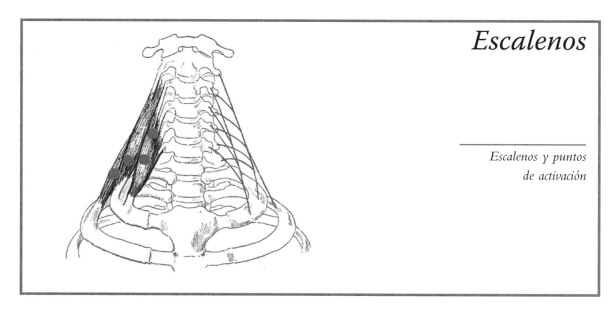

Escalenos y puntos de activación

Escalenos

LOS ESCALENOS están compuestos por tres músculos pequeños a los lados del cuello que doblan el cuello hacia los lados y lo estabilizan frente a los impactos laterales. Como se insertan en la primera y

Dolor del cuello y de la parte superior de la espalda

segunda costillas, también desempeñan un papel activo en alzar la parte superior de la caja torácica para ayudar en la respiración.

Los puntos de activación en los escalenos suelen ocasionar dolor en los hombros y en los brazos. Estos pequeños músculos ayudan a sostener y elevar la parte superior de la caja torácica al transportar, levantar o arrastrar objetos pesados, particularmente con los brazos a nivel de la cintura. Los esfuerzos al realizar cualquiera de estas actividades pueden dar lugar a puntos de activación. Lo mismo sucede por soportar el peso de una mochila pesada sobre los hombros en lugar de las caderas.

Cualquier fuerza capaz de producir un latigazo puede ocasionar lesiones en los escalenos, trátese de un accidente automovilístico, una caída o un impacto en deportes de contacto. El respirar superficialmente con el tórax o el retener la respiración en el tórax activa fuertemente los escalenos y puede contribuir al surgimiento de puntos de activación. Todos hemos cometido el error de respirar así, particularmente cuando aprendemos una nueva destreza o cuando trabajamos intensamente o nos sentimos muy estresados. El padecimiento de problemas crónicos o agudos de respiración como el enfisema, la neumonía, la bronquitis o la tos crónica también puede contribuir al surgimiento de puntos de activación en los escalenos.

Los puntos de activación en los escalenos producen un complejo patrón de dolor profundo, intenso y persistente. El dolor puede experimentarse en la parte superior del tórax y/o la parte superior de la espalda; o también en el costado o la parte trasera del hombro y el brazo y en el lado del brazo y la mano correspondiente al pulgar, incluidos el pulgar y el índice. Puede sentirse en todos estos lugares o en uno solo de ellos, y su ubicación puede cambiar de un día a otro. Además de dolor, podría sentir en la mano y el brazo una debilidad que le haría dejar caer objetos inesperadamente.

Rara vez se contempla la posibilidad de que los escalenos sean los causantes de estos distintos patrones de dolor. Se puede hacer una prueba para determinar si son los causantes del dolor. Gire la cabeza por completo hacia el lado donde siente el dolor y luego deje caer el mentón hacia la clavícula. Si esto le produce aún más dolor, es una señal de que los puntos de activación en los escalenos son los causantes.

Los escalenos son difíciles de visualizar y de localizar al tacto. Mire en el espejo. Incline la cabeza hacia la derecha. Al contraerse los escalenos podrá ver el esternocleidomastoideo derecho que se extiende desde abajo del oído hasta la clavícula. Con la mano izquierda, coloque las puntas de tres dedos justo por detrás del esternocleidomastoideo aproximadamente en su punto medio (vea la página 30) y luego estire la cabeza, manteniendo el cuello relajado. Haga muy leve presión hacia adelante y hacia atrás justo por detrás del ECM y sentirá las finas bandas tensas de los escalenos. Una vez que haya localizado las bandas tensas, trate de aislarlas bajo las yemas de los dedos y luego haga presión sobre ellas muy lenta y suavemente. Hay muchas estructuras delicadas en la parte delantera del cuello; por eso debe palpar esta zona con mucha cautela. No obstante, cuando haya localizado los escalenos también podrá liberarlos en este caso.

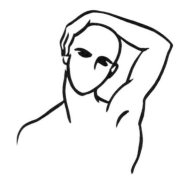

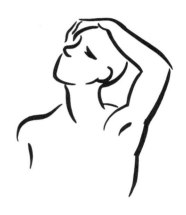

Cuando haya trabajado en los escalenos, es esencial estirarlos. Incline la cabeza y el cuello, tratando de acercar a ese mismo hombro la oreja del lado que no le duele. Mantenga esta posición y cuente hasta diez. Luego, sin cambiar el ángulo de la cabeza, rote la cabeza y la cara hacia el lado que le duele, estirando la mejilla hacia arriba. Mantenga esta posición y cuente hasta diez. Vuelva a colocar la cabeza y la cara en la posición inicial. Luego vuelva a rotar la cabeza y la cara, llevando esta vez el mentón hacia la clavícula. Mantenga esta posición y cuente hasta diez antes de volver a la posición inicial. Libere lentamente el cuello del estiramiento. Quizás sienta un poco más de rigidez al estirarse hacia arriba que al estirarse hacia abajo, o viceversa. Esto le indica en qué dirección debe estirarse más. Recuerde: se trata de zonas delicadas y debe tratarlas con suavidad tanto al estirarlas como al palparlas. No obstante, su trabajo rendirá fruto si lo hace concienzudamente.

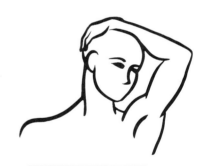

Estiramiento: Escalenos

Cuando haya liberado los puntos de activación en los escalenos, vuelva a entrenar su respiración, respirando profundamente con el abdomen en lugar de hacerlo con el tórax. Vea en la página 191 detalles específicos sobre la forma de hacerlo.

Dolor del cuello y de
la parte superior
de la espalda

■

57

Dolor de los hombros

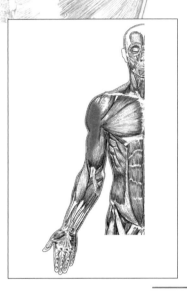

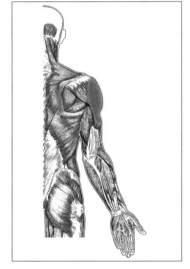

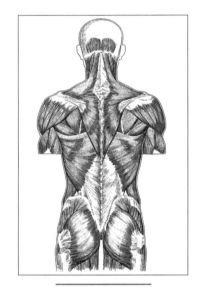

Patrón de dolor: *Infraespinoso*

Patrón de dolor: *Redondo menor*

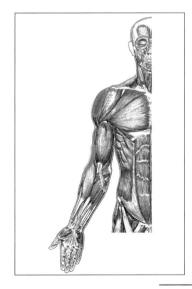

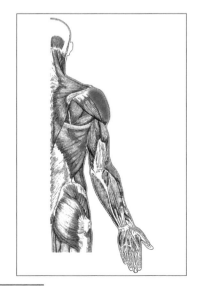

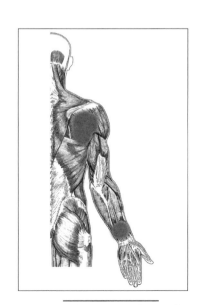

Patrón de dolor: *Supraespinoso*

Patrón de dolor: *Subescapular*

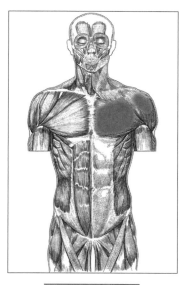

Patrón de dolor: Pectoral mayor

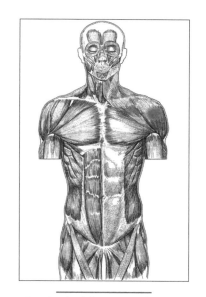

Patrón de dolor: Pectoral menor

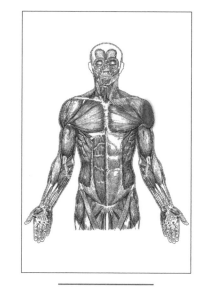

Patrón de dolor: Deltoide

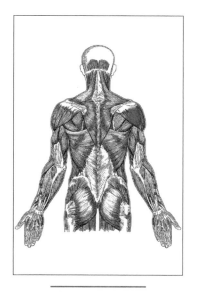

Patrón de dolor: Deltoide

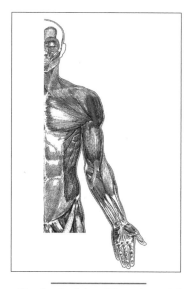

Patrón de dolor: Bíceps braquial

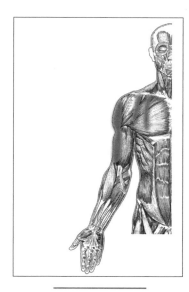

Patrón de dolor: Escalenos

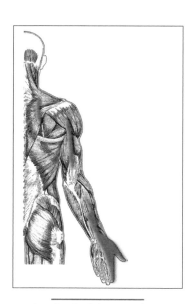

Patrón de dolor: Escalenos

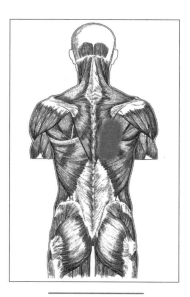

Patrón de dolor: Dorsal ancho

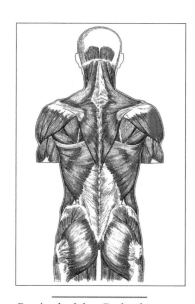

Patrón de dolor: Redondo mayor

*S*i coloca la mano en la zona donde se encuentran el torso y el húmero, el hueso largo del brazo, estará tocando la articulación del hombro. Si mueve el brazo en círculos podrá sentir el movimiento de la cabeza del húmero en la articulación. Pero la región de los hombros abarca una zona mucho mayor. Para analizar el hombro en su conjunto es preciso tener en cuenta los músculos de la parte superior del tórax y la parte superior de la espalda y los músculos que forman la axila. En otras palabras, el hombro es inseparable del torso. Partes de la clavícula, la escápula (omóplato) y el húmero forman los componentes óseos de la articulación del hombro. Hay más de una docena de músculos que lo accionan. La extraordinaria construcción de la articulación del hombro es lo que posibilita su gran amplitud de movimiento, atípica de cualquier otra articulación del cuerpo. Pero esa misma construcción es lo que hace que la articulación del hombro sea una de las partes del cuerpo más inestables y fáciles de lastimar.

Las lesiones del hombro pueden ocurrir a cualquier persona, sea deportista o no, y las causas de estas lesiones son numerosas. Las distensiones musculares pueden producirse por la acción más sencilla, algo tan aparentemente sin consecuencia como extender el brazo hacia atrás en busca del cinturón de seguridad en su auto o apagar el interruptor de la luz junto a su cama. Atajar una caída inesperada extendiendo los brazos y cayendo sobre ellos suele producir lesiones en los hombros, y pasear un perro grande que da fuertes tirones de la correa o acarrear un bulto pesado de un lado del cuerpo puede distender también los músculos del hombro. Piense además en la persona que hace frecuentes viajes aéreos, quien invariablemente usa un equipaje de mano pesado que debe arrastrar consigo por los largos pasillos de los aeropuertos. Una vez que los viajeros abordan el avión tienen que alzar el equipaje de mano, lo que a menudo hacen torpemente y en un espacio muy limitado, para colocarlo en el compartimiento superior. No es descabellado pensar que, después de todo esto, los viajeros aéreos han experimentado en cierta medida una distensión de los músculos del hombro.

Las lesiones en los hombros son muy comunes en los deportes y la danza y a menudo el motivo de la lesión es el uso excesivo crónico, una distensión muscular repentina o la práctica de deportes usando técnicas inadecuadas. Cuatro de los músculos que actúan sobre la articulación del hombro son los que conforman el manguito rotador: el supraespinoso, el infraespinoso, el redondo menor y el subescapular. Participan directamente en la rotación del hombro y el brazo. Los músculos que proporcionan la energía necesaria para ese movimiento son el deltoide, que cubre la articulación del hombro; el pectoral mayor, que se encuentra en el frente del tórax; y el dorsal ancho, que va desde la región lumbar y el lado del torso antes de unirse al brazo. Estos músculos grandes y fuertes se lesionan fácilmente debido el uso excesivo al que tantos deportistas someten sus cuerpos durante períodos de intenso entrenamiento.

Las lesiones en los hombros son comunes en el béisbol y el fútbol americano—los lanzadores, "jardineros" y "quarterbacks" lanzan repetidamente la pelota lo más lejos que pueden, y a veces agotan los músculos en las prácticas. En el tenis y el voleibol, el saque por encima del hombro es el que impone un esfuerzo a esta articulación; los nadadores rotan los hombros y brazos en casi todas las brazadas. Los levantadores de pesas y luchadores a veces sobrecargan estos músculos al alzar sobre sus cabezas algún objeto (o persona) cuyo peso es superior al que pueden soportar los músculos. Observe al bailarín que alza y lleva en sus brazos a su compañera de baile o la recibe cuando ella viene dando saltos por el entarimado para caer en sus brazos. Para crear la apariencia de que lo hace sin esfuerzo, el bailarín ha practicado ese levantamiento cientos de veces, con lo que ha acumulado tensión en los hombros, brazos, tórax y espalda. Eso entraña el riesgo de sufrir una lesión por uso excesivo. Cualquier deportista que no practique una técnica "limpia" en lo que respecta al hombro y el brazo corre el riesgo de distender estos músculos.

Debido a la interrelación de los músculos que trabajan sobre esta

Dolor de los hombros

articulación, cuando un músculo sufre una lesión todos los músculos que actúan sobre la articulación del hombro pueden verse afectados. Entre ellos figuran el pectoral mayor, el pectoral menor, los romboides y el serrato anterior, además de varios músculos que actúan sobre el brazo: el bíceps braquial, el dorsal ancho y el redondo mayor. De ahí que se recomiende palpar cada uno de los músculos de este grupo en busca de bandas tensas, sensibilidad y puntos de activación.

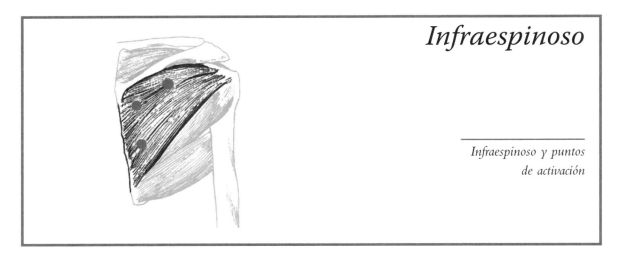

Infraespinoso

Infraespinoso y puntos de activación

EL MANGUITO ROTADOR está constituido por la unión de cuatro músculos: el infraespinoso, el redondo menor, el supraespinoso y el subescapular. Se considera que los puntos de activación en estos músculos son la causa más frecuente de dolor de los hombros y restricción del movimiento en la articulación del hombro. Cada uno de los músculos se inserta en el omóplato y en la cabeza del húmero en el brazo. Conjuntamente hacen que el brazo rote interna y externamente y mantienen la posición y estabilidad de la articulación del hombro cuando el brazo está en movimiento.

El infraespinoso y el redondo menor hacen rotar externamente el brazo, haciendo girar las palmas de las manos hacia afuera. El infraespinoso se encuentra sobre el omóplato (la escápula). El omóplato es un hueso plano que se encuentra en la parte superior de la espalda y hombro. Sienta el borde plano del hueso en el extremo del hombro. Es el acromion, el borde exterior del omóplato. Siga ese hueso hasta la espalda y se encontrará en la parte de la escápula denominada espina de la escápula. Justamente por debajo de ésta es donde se inserta el infraespinoso.

Si sigue el borde de la escápula hacia afuera, en dirección al hombro, y luego hace rotar externamente el brazo varias veces podrá sentir el movimiento de la cabeza del húmero, el hueso largo del brazo. En el húmero es donde se insertan todos los músculos del manguito rotador. El infraespinoso cubre la superficie exterior plana del omóplato y luego se inserta en el brazo en la cabeza del húmero. Los puntos de activación en el infraespinoso se encuentran aproximadamente una pulgada por debajo de la espina de la escápula. El punto de activación más frecuente se encuentra aproximadamente a una pulgada del borde interno del omóplato propiamente dicho.

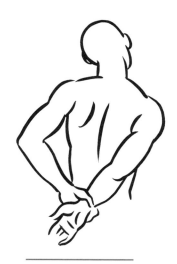

Estiramiento 1: Infraespinoso

El infraespinoso es la fuente muscular más común de dolor de los hombros. De hecho, es el tercer músculo más afectado del cuerpo: sólo el trapecio superior y el elevador de la escápula presentan puntos de activación con más frecuencia. Debido a la frecuente afección de este músculo, aquí es donde debería empezar a buscar puntos de activación cuando su dolor de los hombros sea en la parte delantera o trasera del brazo, cubriendo la zona donde se encuentra el deltoide y un tanto más abajo, en el brazo. El dolor puede sentirse muy profundamente en la articulación del hombro y extender los brazos por detrás de la espalda puede resultar muy doloroso y difícil—quizás no pueda llevar la mano a los bolsillos traseros ni abotonar o abrochar por detrás una prenda de vestir. Tal vez no pueda dormir ni de un lado ni del otro cuando tiene puntos de activación en este músculo: dormir del lado "bueno" resulta tan incómodo como dormir del lado "malo". Es posible que sienta el brazo un tanto débil; un tenista que tenga puntos de activación en el infraespinoso no tendrá fuerzas para el saque por encima del hombro.

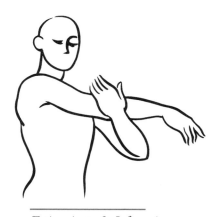

Estiramiento 2: Infraespinoso

La forma más fácil de liberar los puntos de activación en el infraespinoso es mediante el uso de una pelota pequeña, por ejemplo, una pelota de squash, en lugar de un dedo para comprimir el músculo. Tiéndase boca arriba en el suelo. Coloque la pelota entre la parte superior del omóplato y el suelo, en el lugar donde usted sienta que presenta la mayor sensibilidad al aplicarle presión. Ése sería el punto de activación. Cuando esté tendido, simplemente respire y relájese. Le tomará algún tiempo, quizás incluso varios minutos, y tal vez requiera intentos repetidos, pero con paciencia el punto se torna menos sensible, lo que indica que el músculo se está liberando.

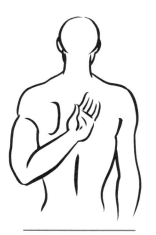

Estiramiento 3: Infraespinoso

Dolor de los hombros

Estire al mismo tiempo el infraespinoso y el redondo menor. Ponga un brazo por detrás de la espalda a nivel de la cintura. Sujete la muñeca de ese brazo con su otra mano y tire suavemente del brazo hacia el otro lado de la cintura y luego un tanto hacia arriba. Mantenga esta posición y cuente hasta quince o veinte. A medida que aumente su flexibilidad, lleve los dedos de esa mano hacia el omóplato opuesto. Otro buen estiramiento para estos dos músculos consiste en llevar el brazo al otro lado del tórax. Manténgalo en esta posición contando hasta quince o veinte segundos y luego relájese.

Es buena idea trabajar sobre cada músculo del manguito rotador si tiene dolor y restricción del movimiento de los hombros y sospecha que son a consecuencia de puntos de activación. Palpe hasta encontrar restricciones y puntos de activación en cada músculo y luego practique todos los ejercicios de estiramiento sugeridos para cada músculo. Centrarse en ese grupo, en lugar de hacerlo en un solo músculo dentro del grupo, es una forma eficaz de recuperar el uso del hombro por completo y sin dolor.

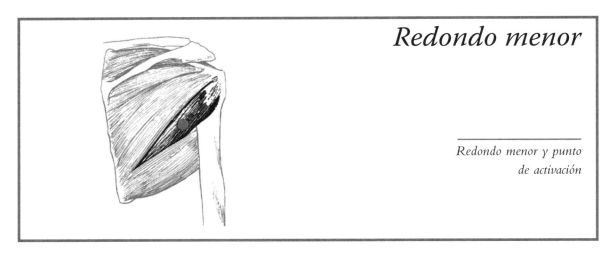

Redondo menor

Redondo menor y punto de activación

EL REDONDO MENOR es un músculo pequeño que ayuda al músculo infraespinoso a hacer rotar externamente el brazo. Se encuentra justo por debajo del infraespinoso y se inserta en el omóplato en su borde exterior y la cabeza del húmero justo por debajo del infraespinoso.

A diferencia del infraespinoso, el redondo menor no suele presentar puntos de activación y, cuando los tiene, el dolor que éstos producen no está vinculado con la restricción del movimiento en el brazo. El dolor se siente en la parte de atrás del brazo, justo por encima de la zona del deltoide; normalmente sólo lo siente después que se han aliviado los puntos de activación en el infraespinoso.

Para localizar el redondo menor, extienda una mano por debajo del otro brazo hasta la parte de atrás de la axila. Sentirá el borde exterior anguloso del omóplato. Haga rotar externamente el brazo y sentirá el movimiento del redondo menor al contraerse. Vuelva a llevar el brazo a una posición relajada y sentirá que se libera el redondo menor. Haga presión sobre el músculo; encontrará un punto sensible. Mantenga la presión sobre este punto durante varios segundos hasta comenzar a sentir la liberación del músculo.

Estire al mismo tiempo el infraespinoso y el redondo menor. Ponga un brazo por detrás de la espalda a nivel de la cintura. Sujete la muñeca de ese brazo con su otra mano y tire suavemente del brazo hacia el otro lado de la cintura y luego un tanto hacia arriba. Mantenga esta posición y cuente hasta quince o veinte. A medida que aumente su flexibilidad, lleve los dedos del brazo afectado hacia el omóplato opuesto. Otro buen estiramiento para estos dos músculos consiste en llevar el brazo afectado al otro lado del tórax. Manténgalo en esta posición contando hasta quince o veinte segundos y luego relájese.

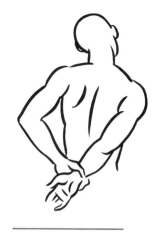

Estiramiento 1: Redondo menor

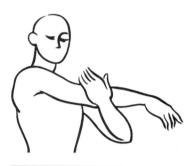

Estiramiento 2: Redondo menor

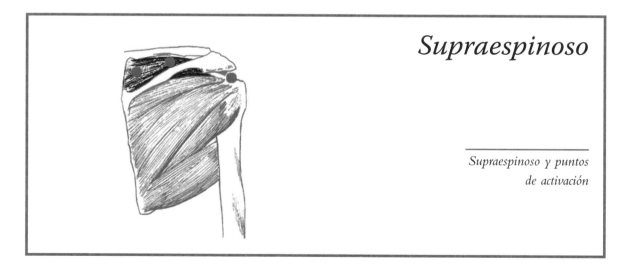

Supraespinoso

Supraespinoso y puntos de activación

EL SUPRAESPINOSO es un músculo pequeño y grueso que se encuentra en la depresión horizontal de la parte superior del omóplato. El supraespinoso estabiliza la articulación del hombro y, conjuntamente con el músculo deltoide, realiza el movimiento de subir el brazo hacia un lado. Al igual que otros músculos del manguito rotador, se inserta en la parte superior del húmero. Se encuentra profundamente por debajo

Dolor de los hombros

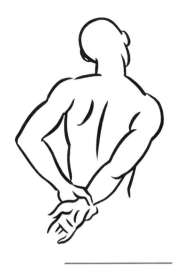

Estiramiento 1: Supraespinoso

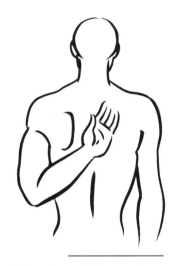

Estiramiento 2: Supraespinoso

de las fibras del trapecio superior; debido a su ubicación quizás sea un tanto difícil de palpar. Al igual que el infraespinoso, las restricciones en el supraespinoso suelen ocasionar dolor de los hombros.

Los puntos de activación suelen surgir en el supraespinoso en combinación con restricciones en el trapecio y el infraespinoso. Transportar un objeto muy pesado con los brazos hacia abajo y hacer resistencia a un tirón hacia delante son instigadores comunes de puntos de activación. Los remeros y levantadores de pesas son susceptibles de presentar puntos de activación en el supraespinoso. El dolor se siente comúnmente en la zona del hombro superior, junto a la parte media del deltoide. El dolor irradia hacia abajo por el brazo, y a veces al antebrazo y la parte exterior del codo. Si tiene puntos de activación en el supraespinoso tal vez no pueda subir el brazo para afeitarse o peinarse ni extender el brazo hacia atrás para poner la mano en un bolsillo trasero ni abotonar o abrochar por detrás una prenda de vestir.

Los puntos de activación en el supraespinoso son un tanto difíciles de localizar debido a que el músculo se encuentra debajo del trapecio. Es muy probable que necesite la ayuda de otra persona para trabajar en los puntos de activación porque quizás usted no pueda aplicar la fuerza necesaria para liberar el músculo. Siéntese en una silla y apoye la parte media de la espalda sobre el espaldar de la silla. Quedará en una posición un tanto cargada de hombros, lo que permitirá que el trapecio se relaje y le facilitará la tarea de palpar hasta encontrar puntos de activación en el supraespinoso. Palpe el borde exterior del omóplato, el acromion. Es el borde plano del hueso en el extremo del hombro. Siga ese hueso hasta la espalda, a lo largo de la espina de la escápula. Cuando llegue al borde libre de ese hueso que se encuentra más cerca de la columna vertebral, suba la mano aproximadamente una pulgada hacia la parte superior del hombro. Haga una firme presión en esa zona, suficiente como para llegar al trapecio, y podrá sentir una zona de tensión muy dolorosa. Ha encontrado uno de los puntos de activación. Haga presión sobre ese punto durante al menos veinte a treinta segundos y sentirá que se libera lentamente. Desde ese mismo lugar, si avanza aproximadamente una pulgada hacia la punta del hombro, debería poder sentir otro punto verdaderamente tenso y sensible. Presione y libere este punto también.

Después de trabajar sobre el músculo, continúe con el estiramiento. Ponga el brazo por detrás de la espalda a nivel de la cintura.

Sujete la muñeca del brazo que le duele con su otra mano y tire suavemente del brazo hacia el otro lado de la cintura y luego un tanto hacia arriba. Mantenga esta posición y cuente hasta quince o veinte. A medida que aumente su flexibilidad, lleve los dedos de esa mano hacia el omóplato opuesto. Procure lograr la mayor amplitud de movimiento; debería poder alcanzar con sus dedos la parte inferior del omóplato opuesto.

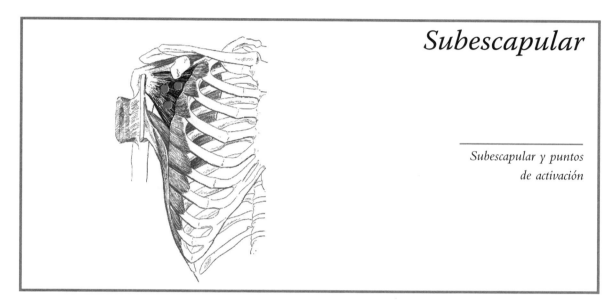

Subescapular

Subescapular y puntos de activación

EL SUBESCAPULAR es casi siempre el músculo responsable cuando se presenta el hombro congelado (capsulitis adhesiva). El músculo causa muchos problemas debido al lugar donde se encuentra. Está exactamente en el lugar que indica su nombre, o sea, por debajo de la escápula. Dicho de otra manera, el subescapular se encuentra entre el omóplato y la caja torácica. De ahí que sea tan difícil trabajarlo.

Póngase de pie con los brazos hacia abajo. Seguramente tendrá las palmas de las manos hacia los muslos. Para rotar externamente el brazo, gire las palmas de las manos hacia adelante. Al hacer girar los brazos de modo que las palmas de las manos vuelvan a estar orientadas hacia los muslos, la acción consistiría en hacerlos rotar internamente mediante el subescapular.

En los peores casos, los puntos de activación en el subescapular producen el hombro congelado—la imposibilidad de alzar el brazo debido a las restricciones y el dolor. El dolor suele sentirse directamente en la parte de atrás del hombro, sobre la zona del deltoide posterior y puede ser muy intenso, incluso cuando no está

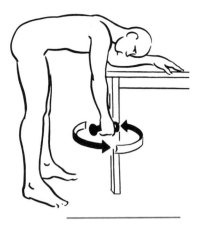

Estiramiento 1: Subescapular

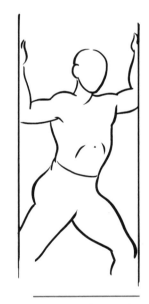

Estiramiento 2: Subescapular

usando el brazo. Si tiene puntos de activación en el subescapular quizás no pueda girar la palma de la mano hacia arriba y tal vez incluso sienta dolor en la muñeca.

Los puntos de activación en el subescapular surgen en ocasiones como la de evitar una caída—algo que todo deportista ha tenido que hacer en una ocasión u otra. También surgen debido a acciones que requieren una constante rotación interna del brazo, la acción de la que es responsable el subescapular: presentan un riesgo particular los nadadores y los tenistas, los lanzadores y los jugadores de béisbol, que hacen muchos lanzamientos. El subescapular puede además presentar puntos de activación cuando el brazo queda inmovilizado durante algún tiempo en escayola o cabestrillo, por lo que estos puntos pueden surgir después que una lesión ha sanado.

Localizar y tratar los puntos de activación en este músculo puede ser difícil, pero no es imposible. Siéntese en una silla con el brazo que le duele extendido hacia abajo entre sus piernas. Extienda por debajo de la axila la mano del brazo opuesto y localice el borde exterior anguloso del omóplato. Con el dedo pulgar, busque por debajo del omóplato hasta localizar puntos tensos y sensibles y bandas tensas de tejido muscular que se encuentran sobre su superficie interior. Una vez que los haya localizado, haga presión sobre ellos durante al menos quince o veinte segundos antes de seguir buscando otros.

Intente localizar puntos sensibles en el músculo que se encuentra a lo largo del borde exterior del omóplato y luego busque por debajo de éste lo más lejos que pueda llegar hasta localizar incluso más puntos. Recuerde que está tratando de buscar entre el omóplato y la caja torácica para localizar un músculo que impide que el omóplato y, por lo tanto el brazo, se desprendan de la caja torácica. Esto requiere esfuerzo y paciencia, y serán necesarias muchas sesiones antes de que el músculo recupere toda su extensión.

Siga estas sesiones con ejercicios de estiramiento.

1. Doble la cintura de modo que la parte superior del torso quede paralela al suelo y el brazo que le duele quede extendido hacia abajo. Agarre un objeto pesado con el brazo que le duele. Relájese y deje que el peso vaya por gravedad hacia el suelo, con lo que se estira el subescapular y se mueve el omóplato dentro de la caja torácica. Mueva el brazo en círculos muy pequeños.

2. Coloque los brazos firmemente a cada lado del marco de una puerta. Estire el cuerpo con los brazos extendidos, abriendo el tórax y los hombros. Comience por poner los brazos con los codos al nivel de los hombros. Luego extienda los brazos por completo, colocando las manos en alto por encima de la cabeza o lo más alto que pueda.

3. Con el codo doblado en 90 grados, alce lo más posible el brazo que le duele. Lleve el antebrazo hacia atrás y póngalo detrás de la cabeza. Aumente el estiramiento aplicando una leve presión hacia atrás justo por encima del codo.

4. Apoye los dedos sobre una pared. Camine con los dedos por la pared lo más alto que pueda, luego póngase de lado y repita la misma acción.

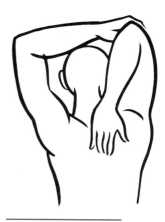

Estiramiento 3: Subescapular

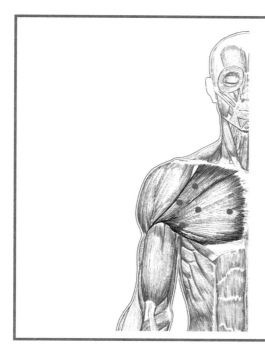

Pectoral mayor

Pectoral mayor y puntos de activación

EL PECTORAL MAYOR es el músculo superficial más prominente del tórax. Se encuentra justo por debajo del tejido pectoral y fácilmente lo puede ver contraerse si coloca las manos sobre las caderas, haciendo una leve presión. Al hacer esto puede ver dónde se insertan las fibras del pectoral mayor en la clavícula, el esternón y partes de las costillas. El músculo se orienta en sentido oblicuo y horizontal por encima del tórax y se inserta en el hueso en la parte delantera del brazo, cerca del extremo inferior del deltoide.

La acción del pectoral mayor consiste en llevar el brazo hacia el

Dolor de los hombros

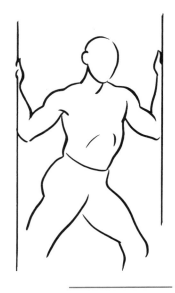

Estiramiento 1: Pectoral mayor

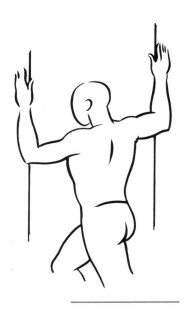

Estiramiento 2: Pectoral mayor

tórax, una acción denominada aducción, y en hacer rotar centralmente el brazo, haciendo girar las palmas de las manos hacia adentro. Debido al lugar donde se encuentra, la tensión o restricción del pectoral mayor inhibe naturalmente el movimiento del brazo y, por lo tanto, del hombro. No obstante, a menudo se pasa por alto la posibilidad de que este músculo sea un causante de dolor en el hombro. La tensión excesiva del pectoral suele ir de la mano con la debilidad de los músculos de la parte superior de la espalda, particularmente los romboides. Esto produce una apariencia cargada de espaldas, con los hombros estirados hacia adelante. Esto sucede comúnmente a los levantadores de pesas que sobrecargan los pectorales al excederse en las prensas de pecho o las aperturas con mancuernas. La inmovilización del brazo debido a una lesión en el hombro que afecta a otros músculos también puede dar lugar a puntos de activación en los pectorales, y lo mismo puede suceder con períodos largos de estrés y tensión emocional.

El uso de técnicas inadecuadas en deportes que requieren un movimiento de remar, como el remo en kayak, *scull* y canoa, puede provocar puntos de activación, y lo mismo puede suceder por el uso excesivo de bastones al esquiar o practicar el senderismo. Asirse de los manubrios en lugar de permitir que los brazos oscilen naturalmente cuando usamos una cinta de correr también puede restringir los pectorales.

Cuando hay puntos de activación en el pectoral mayor, el dolor irradia hacia la parte delantera del hombro, junto al deltoide anterior. Quizás también sienta dolor en la parte superior del tórax, el pecho y posiblemente la parte interior del brazo hasta el dedo anular y el meñique. Debido a que esto pudiera implicar la existencia de problemas cardiacos relacionados con dolores del pecho y el brazo, es importante que descarte cualquier afección cardiaca antes de aplicarse autotratamiento para los puntos de activación en el pectoral, incluso si cree que los puntos de activación son los causantes del dolor. Las cardiopatías pueden ser fuente de puntos de activación en el pectoral mayor, por lo que debe consultar a un médico para estar seguro.

El pectoral mayor es el músculo que forma la pared delantera de la axila. Puede palpar hasta encontrar bandas tensas y puntos de activación valiéndose de la técnica de presión de pinza. Siéntese en una butaca y repose el codo sobre el brazo de ésta. Quedará un espacio entre el tórax y el brazo. Lleve los dedos al borde libre de la axila.

Sentirá cómo el músculo se aparta un poco de la pared del tórax. Agarre la parte superior del músculo con el dedo pulgar. Al pasar el pulgar sobre el músculo quizás detecte bandas tensas de tejido muscular, con puntos sensibles dentro de las bandas tensas. Haga presión con el pulgar en estos sitios. Sentirá una sensibilidad dolorosa pero se le aliviaría un poco a medida que se relaje cada punto.

Proceda de esta manera para liberar puntos sensibles y bandas tensas a todo lo largo del pectoral mayor y luego siga tratando de relajar el músculo con ejercicios de estiramiento. El estiramiento "a través de la puerta" sirve para estirar todos los aspectos del pectoral. Póngase de pie en el hueco de una puerta abierta con los antebrazos apoyados firmemente en las jambas. Estire el cuerpo con los brazos extendidos, abriendo la región del tórax y los hombros. Para estirar las fibras superiores del pectoral mayor, ponga las manos al nivel de las orejas. Para estirar las fibras medias del músculo, ponga los brazos con los codos al nivel de los hombros. Para estirar las fibras inferiores del pectoral, extienda completamente los brazos, por encima del nivel de la cabeza. El estiramiento que le resulte más difícil es el que más necesitará hacer. Concéntrese en ese estiramiento, manteniendo la posición mientras cuenta lentamente hasta veinte o treinta.

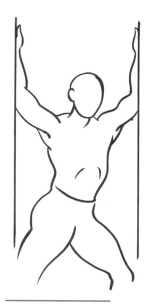

Estiramiento 3: Pectoral mayor

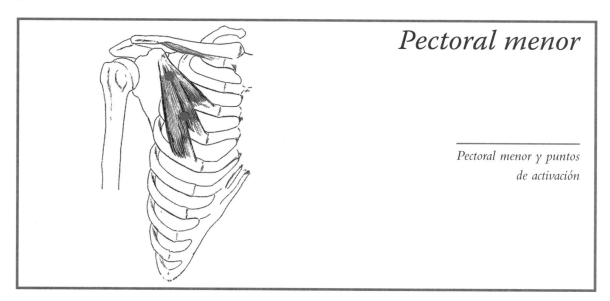

Pectoral menor

Pectoral menor y puntos de activación

AL IGUAL QUE EL PECTORAL MAYOR, EL PECTORAL MENOR se encuentra sobre el tórax pero, a diferencia de aquél, el pectoral menor actúa sobre el omóplato, no sobre el brazo. Este pequeño músculo se encuentra debajo del pectoral mayor y se inserta en una pequeña protuberancia ósea en el omóplato denominada proceso

Dolor de los hombros

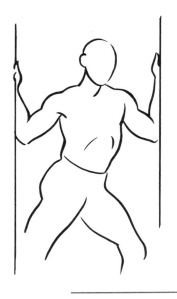

Estiramiento: Pectoral menor

coracoideo o apófisis coracoides. Es posible palpar el proceso cora-coideo. Coloque los dedos sobre la clavícula, luego páselos a lo largo de la clavícula hacia su costado. La clavícula describe primero una curva hacia fuera antes de describir una curva hacia adentro. Cuando llegue al centro de la curva que va hacia adentro, baje la mano aproxi-madamente una pulgada. Debería poder sentir la firme prominencia ósea del proceso coracoideo; suele ser muy sensible al tacto. Ahí es donde está la inserción superior del pectoral menor. Su otro extremo se inserta en las costillas. El pectoral menor tira del hombro hacia adelante y hacia abajo cuando se contrae.

Los puntos de activación surgen en el pectoral menor de distintas maneras, y una de ellas es la compresión. Los senderistas y mochileros corren peligro de presentar puntos de activación cuando no llevan sus mochilas adecuadamente ajustadas y su peso recae desmedidamente sobre la parte superior de los hombros y del tórax. El uso de bastones para practicar el senderismo o el esquí puede propiciar una postura de la parte superior del cuerpo cargada de hombros y encorvada, lo que también produce puntos de activación en el pectoral menor. Además, cualquier actividad que haga mover el hombro hacia adelante, como la de amamantar a un lactante, puede producir restricciones y puntos de activación en el pectoral menor.

Cuando hay puntos de activación el dolor sólo se siente en la parte delantera del hombro, junto al deltoide anterior, y posible-mente en la parte delantera del tórax. Tal vez no pueda extender el brazo hacia atrás o hacia adelante con el brazo al nivel del hombro. Quizás también sienta dolor en la parte superior del tórax, el pecho y posiblemente a todo lo largo de la parte interior del brazo hasta el anular y el meñique. Debido a que esto pudiera implicar la exis-tencia de problemas cardiacos relacionados con dolores del pecho y del brazo, es importante que descarte cualquier afección cardiaca antes de aplicarse autotratamiento para los puntos de activación en el pectoral, incluso si cree que ésa es la causa del dolor. Consulte a un médico para estar seguro.

Para localizar el pectoral menor al tacto, siéntese en una silla con el codo sobre el brazo de la silla. Posicione su cuerpo de manera que el codo quede por detrás de la línea del cuerpo. Coloque una mano sobre el tórax, como si estuviera haciendo el juramento a la bandera. Es probable que su dedo del medio quede aproximadamente donde se encuentra el proceso coracoideo. Entonces respire hondo. Al respirar profundamente sentirá la contracción del pectoral menor. Sus fibras están orientadas en sentido oblicuo (diagonal) hacia la línea media del cuerpo. Masajee profundamente la zona a medida que relaja la respiración y sentirá las bandas tensas del pectoral menor con zonas de puntos sensibles. Mantenga la presión sobre estos puntos.

Estire el pectoral menor de la misma forma que estiraría las fibras superiores del pectoral mayor. Póngase de pie en en el hueco de una puerta abierta con los antebrazos apoyados firmemente en las jambas. Estire el cuerpo con los brazos extendidos, abriendo el tórax y la zona del hombro. Ponga las manos al nivel de las orejas para estirar mejor el pectoral menor.

A veces la acción que más contribuye a crear puntos de activación en el pectoral menor es la de respirar superficialmente con el tórax o retener allí la respiración. Todos hemos cometido el error de respirar así, particularmente cuando aprendemos una nueva destreza o cuando trabajamos intensamente o nos sentimos muy estresados. Cuando haya liberado los puntos de activación en el músculo, vuelva a entrenar la respiración—respirando profundamente con la parte inferior del abdomen en lugar de hacerlo con el tórax. Vea en la página 191 detalles específicos sobre la forma de hacerlo.

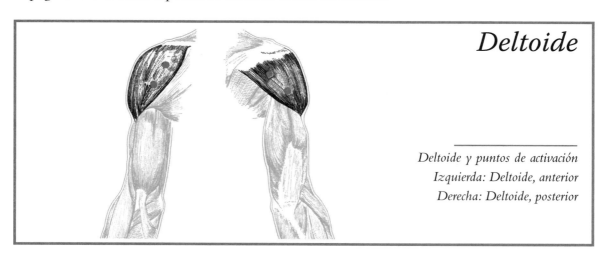

Deltoide

Deltoide y puntos de activación
Izquierda: Deltoide, anterior
Derecha: Deltoide, posterior

EL MÚSCULO DELTOIDE da al hombro su forma característica. El deltoide cubre el hombro. El músculo tiene en realidad tres secciones—el deltoide anterior, el deltoide medio y el deltoide posterior—cada una de los cuales funciona de una forma levemente distinta a las otras. Las tres están implicadas en alzar el brazo y mantener el húmero—el hueso largo del brazo—firmemente dentro de la cavidad del hombro durante el movimiento.

Dolor de los hombros
∎

El aspecto anterior del deltoide, el que se ve en la parte delantera del hombro, conjuntamente con el pectoral mayor hace que el brazo se eleve y rote internamente. El deltoide medio eleva el brazo hacia el lado, mientras que el deltoide posterior, en la parte trasera del hombro, junto con el dorsal ancho y el redondo mayor, hace que el brazo se eleve y rote externamente. La parte superior de las fibras anteriores se inserta en la parte exterior de la clavícula; sus fibras medias se insertan en el acromion, el borde plano del hueso del hombro; y las fibras posteriores se insertan en la espina de la escápula. Las fibras inferiores de las tres partes del deltoide se insertan aproximadamente a mitad de camino en el húmero, en una protuberancia denominada "tuberosidad del deltoide".

Debido a su posición, el deltoide trabaja intensamente en cualquier deporte que requiera movimientos con los brazos por encima o por debajo de la mano o hacia los lados y, por consiguiente, presenta el riesgo de presentar puntos de activación debido al uso excesivo. Los puntos de activación en los deltoides también pueden surgir como resultado de un trauma directo—una caída o impacto directo en el hombro superior—o de una sobrecarga repentina que pudiera ocurrir si tuviera que evitar una caída. Si piensa en esto un minuto, significa que prácticamente cualquier deportista en cualquier deporte corre peligro de presentar puntos de activación en los deltoides. Para los que usamos computadoras, mantener el teclado en una posición demasiado baja o demasiado alta también puede producir puntos de activación en el músculo deltoide.

El deltoide sólo es superado por el infraespinoso como causante muscular de dolor de los hombros. Desde un punto de vista práctico esto significa que, si tiene dolor en los hombros, después que haya revisado el infraespinoso debería revisar el deltoide. El dolor ocasionado por puntos de activación en el deltoide se siente en la parte delantera del hombro si los puntos se encuentran en el deltoide anterior y en la parte trasera del hombro si se encuentran en el deltoide posterior.

Cuando tiene dolor producido por puntos de activación en los deltoides, es posible que sienta debilidad en el hombro y que no pueda tocarse el costado sin que le duela hacerlo. Lo más probable es que sienta el dolor al moverse en lugar de sentirlo cuando el brazo está en reposo. Ése sería un indicio claro. Si tiene un dolor en los hombros que se siente constantemente, tanto en estado de descanso

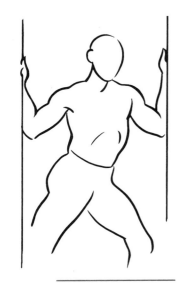

Estiramiento 1: Deltoide anterior

Dolor de los hombros

como de movimiento, es probable que provenga de otro músculo. Consulte las imágenes de los patrones de dolor para ver qué otros músculos pueden estar implicados.

Como el deltoide está tan cerca de la superficie del cuerpo, este músculo es muy fácil de ver y localizar. Palpe con su mano derecha hasta encontrar puntos de activación en el deltoide izquierdo. Empiece por palpar la clavícula en la parte superior del tórax. Deslice la mano bajo la clavícula y hacia fuera por un lado. Sus dedos terminarán en un pequeño espacio donde se encuentran el tórax y el hombro; este espacio se denomina surco deltopectoral, porque allí es donde el músculo deltoide se encuentra con el pectoral. La primera banda vertical de tejido muscular que siente al moverse hacia el hombro es el deltoide anterior. Dentro de esa banda de fibra muscular, busque puntos tensos, sensibles y dolorosos. Puede hacer presión directamente en esos puntos y sentir cómo se liberan; simplemente proceda con paciencia y relaje el hombro y el brazo mientras trabaja sobre los puntos.

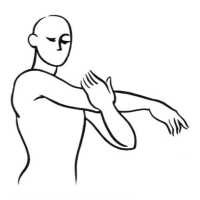

Estiramiento 2: Deltoide posterior

Es mucho más fácil comprimir las fibras posteriores del deltoide con una pelota de tenis que con la mano. Localice los puntos de activación, luego tiéndase en el suelo y coloque una pelota de tenis entre usted y el suelo. Deje que la gravedad haga su parte. Lo único que necesita hacer es respirar y relajarse.

Los puntos de activación en el deltoide medio son mucho menos comunes que en los deltoides anterior o posterior. Localice las fibras del deltoide medio comenzando por el acromion, el borde plano del hueso del hombro. Palpe hacia abajo a partir del acromion hasta encontrar bandas tensas y puntos de activación.

Estire el deltoide anterior más o menos de la misma forma en que estiraría el pectoral mayor o el subescapular. Coloque los brazos firmemente a cada lado del marco de una puerta con las manos a nivel de las orejas. Estire el cuerpo con los brazos extendidos, abriendo el tórax y los hombros. Para estirar el deltoide posterior, agarre el brazo justo por encima del codo y llévelo al otro lado del tórax.

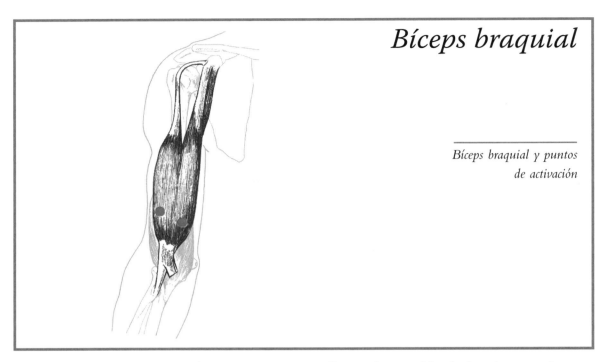

*Bíceps braquial y puntos
de activación*

EL BÍCEPS BRAQUIAL conforma el conocido abultamiento en la parte delantera del brazo. Sus inserciones superiores se conectan con la parte superior del omóplato y su inserción inferior se conecta con la parte delantera del antebrazo, justo por debajo del codo. El bíceps braquial flexiona el antebrazo y hace girar la palma de la mano hacia arriba. Además, conjuntamente con el deltoide anterior, flexiona el brazo. El bíceps se usa en cualquier actividad que entrañe doblar el codo. Se mantiene muy activo al hacer tracciones o dominadas en barra fija, particularmente cuando se hacen con las palmas de las manos hacia el rostro.

Pueden surgir puntos de activación en el bíceps debido a una distensión crónica o repentina ocasionada por el levantamiento de objetos pesados: piense en los alpinistas o levantadores de pesas que hacen esfuerzos excesivos o los bailarines que practican levantamientos una y otra vez. Transportar un objeto muy pesado con los brazos extendidos puede dar lugar a puntos de activación. Éstos también pueden surgir al realizar cualquier actividad que exija mantener flexionado el brazo durante un período prolongado; por ejemplo, al tocar la guitarra o el violín.

Cuando hay puntos de activación en el bíceps, se siente un dolor muy molesto en la parte delantera del hombro que parece estar cerca de la superficie—no es un dolor profundo. Tal vez haya cierta restricción de la extensión plena del brazo. Quizás no pueda enderezar el brazo por completo y es posible que lo sienta un tanto débil. Quizás presente cierta sensibilidad en respuesta a la presión aplicada al tendón que une el bíceps al antebrazo en el codo.

Para localizar los puntos de activación en el bíceps, descanse el brazo frente a usted en una mesa con el codo levemente doblado. Sentirá un tendón que sobresale justo en el pliegue del codo. Se mueve al flexionar y extender el antebrazo. Avanzando hacia arriba desde el tendón, masajee el músculo primero por el lado exterior y luego por el lado interior, palpando hasta encontrar bandas tensas y puntos de activación dentro de ellos. Los puntos de activación pueden encontrarse aproximadamente a un tercio hacia arriba del músculo. Una vez que haya localizado el punto de activación, mantenga la presión sobre él hasta que empiece a suavizarse y luego masajee a lo largo de la banda tensa.

Para estirar el bíceps, agárrese de una jamba con el brazo a nivel del hombro, con el codo enderezado y el dedo pulgar apuntando hacia el suelo. Gire el cuerpo en la dirección opuesta al brazo, manteniendo recto el codo. Manténgase así y cuente hasta quince o veinte.

Asegúrese de repetir el masaje y estiramiento del bíceps muchas veces a lo largo del día para liberarlo de veras y mantenerlo liberado.

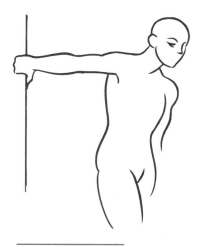

Estiramiento: Bíceps braquial

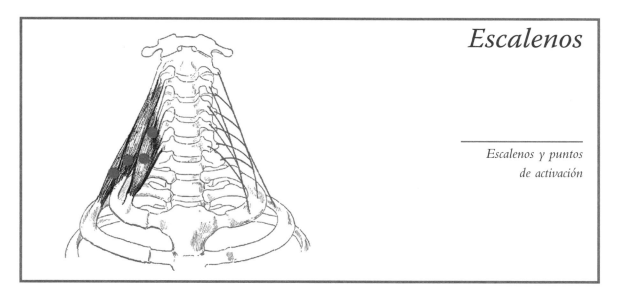

Escalenos

Escalenos y puntos de activación

LOS ESCALENOS están compuestos por tres músculos pequeños a los lados del cuello que doblan el cuello hacia los lados y lo estabilizan frente a impactos laterales. Como se insertan en la primera y segunda costillas, también desempeñan un papel activo en alzar la parte superior de la caja torácica para ayudar en la respiración.

Dolor de los hombros

■

Los puntos de activación en los escalenos suelen ocasionar dolor en los hombros y en los brazos. Estos pequeños músculos ayudan a sostener y elevar la parte superior de la caja torácica al transportar, levantar o arrastrar objetos pesados, particularmente con los brazos al nivel de la cintura. Los esfuerzos al realizar cualquiera de estas actividades pueden dar lugar a puntos de activación. Lo mismo sucede por soportar el peso de una mochila pesada sobre los hombros en lugar de las caderas.

Cualquier tipo de fuerza que pueda producir un latigazo puede ocasionar lesiones en los escalenos, trátese de un accidente automovilístico, una caída o un impacto en deportes de contacto como el fútbol americano, el baloncesto o el *hockey*. El respirar superficialmente con el tórax, o retener la respiración en el tórax, activa fuertemente los escalenos y puede contribuir al surgimiento de puntos de activación. Todos hemos cometido el error de respirar así, particularmente cuando aprendemos una nueva destreza o cuando trabajamos intensamente o nos sentimos muy estresados. El padecimiento de problemas crónicos o agudos de respiración como el enfisema, la neumonía, la bronquitis o la tos crónica también puede contribuir al surgimiento de puntos de activación en los escalenos.

Los puntos de activación en los escalenos producen un complejo patrón de dolor profundo, intenso y persistente. El dolor puede experimentarse en la parte superior del tórax y/o la parte superior de la espalda; o también en el costado o la parte trasera del hombro y el brazo y en los lados del brazo y la mano correspondientes al pulgar, incluidos el pulgar y el índice. El dolor puede sentirse en todos estos lugares o en uno solo de ellos, y su ubicación puede cambiar de un día a otro. Además de dolor, podría sentir en la mano y el brazo una debilidad que le haría dejar caer objetos inesperadamente.

Rara vez se contempla la posibilidad de que los escalenos sean los causantes de estos distintos patrones de dolor. Se puede hacer una prueba para determinar si los escalenos son los causantes del dolor. Gire la cabeza por completo hacia el lado donde siente el dolor y luego deje caer el mentón hacia la clavícula. Si esto le produce aún más dolor, es una señal de que los causantes son los puntos de activación en los escalenos.

Los escalenos son difíciles de visualizar y de localizar al tacto. Mire en el espejo. Incline la cabeza hacia la derecha. Al contraerse los escalenos podrá ver el esternocleidomastoideo derecho que se extiende desde abajo del oído hasta la clavícula. Con la mano izquierda, coloque las puntas de tres dedos justo por detrás del esternocleidomastoideo aproximadamente en su punto medio (vea la página 30) y luego estire la cabeza, manteniendo el cuello relajado. Haga muy leve presión hacia adelante y hacia atrás justo por detrás del ECM y sentirá las finas bandas tensas de los escalenos. Una vez que haya localizado las bandas tensas, trate de aislarlas bajo las yemas de los dedos y luego haga presión sobre ellas muy lenta y suavemente. Hay muchas estructuras delicadas en la parte delantera del cuello; por eso debe palpar esta zona con mucha cautela. No obstante, cuando haya localizado los escalenos también podrá liberarlos en este caso.

Cuando haya trabajado en los escalenos, es esencial estirarlos. Incline la cabeza y el cuello, tratando de acercar a ese mismo hombro la oreja del lado que no le duele. Mantenga esta posición y cuente hasta diez. Luego, sin cambiar el ángulo de la cabeza, rote la cabeza y la cara hacia el lado que le duele, estirando la mejilla hacia arriba. Mantenga esta posición y cuente hasta diez. Vuelva a colocar la cabeza y la cara en la posición inicial. Luego vuelva a rotar la cabeza y la cara, llevando esta vez el mentón hacia la clavícula. Mantenga esta posición y cuente hasta diez antes de volver a la posición inicial. Libere lentamente el cuello del estiramiento. Quizás sienta un poco más de rigidez al estirarse hacia arriba que al estirarse hacia abajo, o viceversa. Esto le indica en qué dirección debe estirarse más. Recuerde: se trata de zonas delicadas y debe tratarlas con suavidad tanto al estirarlas como al palparlas. No obstante, su trabajo rendirá fruto si lo hace concienzudamente.

Cuando haya liberado los puntos de activación en los escalenos, vuelva a entrenar la respiración, respirando profundamente con el abdomen en lugar de hacerlo con el tórax. Vea en la página 191 detalles específicos sobre la forma de hacerlo.

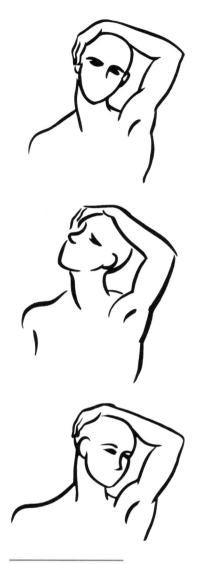

Ejercicio de estiramiento:
Escalenos

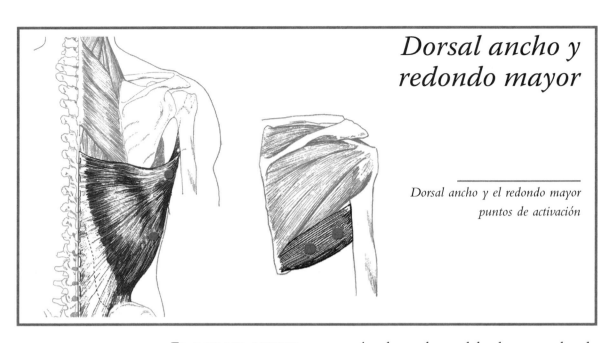

Dorsal ancho y
redondo mayor

Dorsal ancho y el redondo mayor
puntos de activación

EL DORSAL ANCHO es un músculo ancho y delgado que cubre la
parte baja y media de la espalda y se vuelve más grueso a nivel de la
axila. El redondo mayor es un músculo pequeño que se encuentra en
el borde del omóplato, justo por debajo del redondo menor. El dorsal ancho da una vuelta en torno al redondo mayor y se fusiona con
éste antes de su inserción en el brazo. Debido a la interrelación entre
estos dos músculos, realmente deben verse en conjunto. El pectoral
mayor forma la pared delantera de la axila, y el dorsal ancho forma la
pared trasera. El dorsal ancho y el redondo mayor hacen que el brazo
realice el movimiento de bajar y acercarse al tórax y de extenderse
por detrás de la línea del cuerpo. Piense en la natación estilo libre.
Ese movimiento hacia adelante y hacia abajo se debe al esfuerzo de
los dorsales y el redondo mayor.

Piense en lo mucho que se usan estos músculos en los deportes
(levantamiento de pesas, esquí, senderismo, gimnástica, natación,
tenis, baloncesto, y en el lanzamiento en el béisbol y otros deportes);
el movimiento consistente en bajar el brazo y acercarlo al tórax se
utiliza en muchas acciones en los deportes. Pueden surgir puntos de
activación como consecuencia del uso excesivo de estos músculos
durante las acciones descritas o al usarlos para sostener un peso con
los brazos extendidos. Piense en el bailarín que alza y sostiene a la
bailarina de apariencia etérea y la lleva en brazos por todo el escenario. Está sosteniendo un peso con los brazos extendidos, lo que
somete los dorsales a un esfuerzo bastante intenso.

Rara vez aparecen puntos de activación en el redondo mayor sin

Dolor de los hombros

que se presenten primero en el dorsal ancho, pero el dolor producido por ellos irradia a lugares muy distintos. El dolor vinculado con los puntos de activación en el dorsal ancho es una sensación muy molesta en la parte baja del omóplato y la zona circundante de la mitad de la espalda que no cambia ni con la actividad ni con el descanso. También puede haber dolor hacia arriba por la parte trasera del hombro y por el lado interior del brazo, tal vez incluso hasta el dedo anular y el meñique. Quizás tampoco pueda extender los brazos hacia adelante y hacia arriba sin dolor. El redondo mayor refiere el dolor a la parte trasera del hombro, junto a la zona del deltoide posterior. Tal vez sienta dolor en el antebrazo y no pueda extender el brazo por encima de la cabeza, cerca de la oreja.

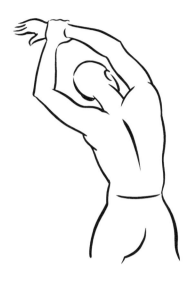

Estiramiento: Dorsal ancho y el redondo mayor

Los puntos de activación más comunes en el dorsal ancho y el redondo mayor se encuentran en la masa muscular que forma la parte trasera de la axila. Extienda una mano por debajo del brazo opuesto y palpe hasta encontrar el borde exterior anguloso del omóplato. Puede agarrar con el pulgar y los otros dedos la masa muscular que se encuentra justo al lado de ese borde. Se trata del dorsal ancho y el redondo mayor. Los puntos de activación del redondo mayor pueden encontrarse por el frente de la pared trasera de la axila, de dos a tres pulgadas por encima del borde inferior anguloso del omóplato. Podrá masajearlos profundamente con su dedo pulgar al agarrar la masa muscular.

Los puntos de activación del dorsal ancho pueden encontrarse en esa misma masa muscular, más abajo que los del redondo mayor pero en la parte de atrás de la masa muscular. Puede masajearlos con los dedos o puede usar una pelota pequeña para comprimir el músculo. Tiéndase en el suelo y coloque la pelota entre el omóplato y el suelo. Relájese y respire mientras deja que la gravedad haga recaer el peso de su cuerpo contra la pelota, comprimiendo el punto de activación.

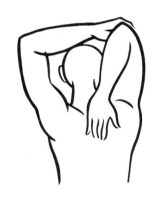

Estiramiento: Redondo mayor

Estire el dorsal ancho y el redondo mayor después de haber trabajado sobre ellos. Estire ambos brazos hacia arriba. Agarre con la otra mano la muñeca del lado que le duele. Estire la muñeca y el brazo en sentido opuesto al lado que le duele, doblando el torso hacia ese lado. Mantenga esta posición y cuente hasta diez o quince.

Para estirar el redondo mayor, póngase de pie (o tiéndase boca arriba) y alce el brazo de modo que acerque el codo a la oreja. Luego doble el codo de forma que el antebrazo quede detrás de la cabeza. Con la otra mano, estire el codo hacia el lado opuesto.

Dolor de los hombros

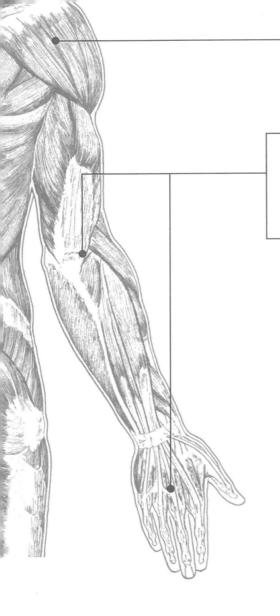

Dolor de los codos, brazos y manos

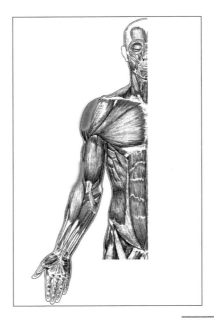

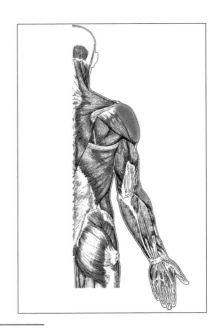

Patrón de dolor: Supraespinoso

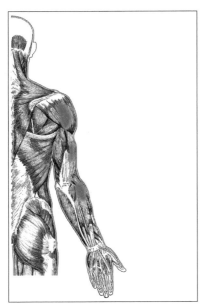

Patrón de dolor: Tríceps braquial

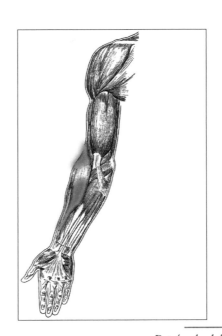

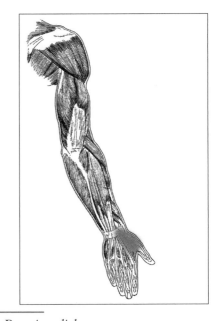

Patrón de dolor: Braquiorradial

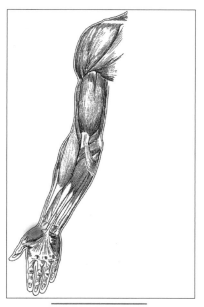

Patrón de dolor: Braquial

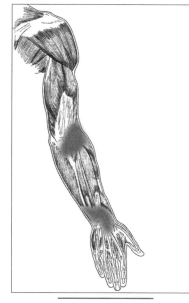

*Patrón de dolor: Extensores de
las manos y los dedos*

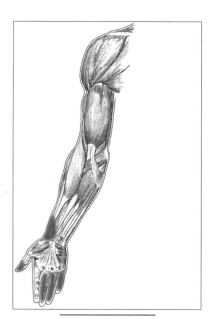

*Patrón de dolor: Flexores de
las manos y los dedos*

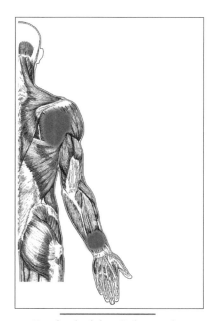

Patrón de dolor: Subescapular

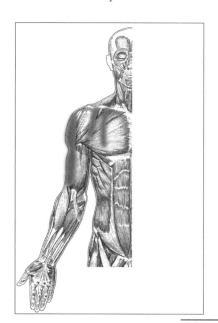

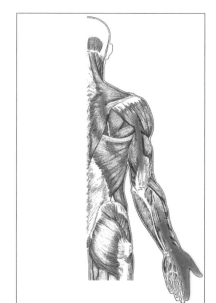

Patrón de dolor: Escalenos

Son veintinueve los huesos que forman la estructura del antebrazo y la mano: los dos huesos largos del antebrazo, el radio y el cúbito; los ocho pequeños huesos carpianos de la muñeca; los cinco huesos metacarpianos que forman la estructura de la mano, y las catorce falanges que forman los dedos. Sobre esos huesos se encuentran más de una veintena de músculos. Conjuntamente la acción de todos esos huesos y músculos del antebrazo, la muñeca y la mano nos permite realizar actividades que ninguna otra especie es capaz de hacer.

Nuestra capacidad de usar los brazos, manos, pulgares y dedos es una de las diferencias principales entre los humanos y sus parientes del reino animal. Usamos los brazos, muñecas y manos en cientos de formas a lo largo del día y casi nunca nos detenemos a pensar en ello. Nuestra capacidad de usar herramientas, utensilios y equipos deportivos; escribir, pintar, grabar al aguafuerte, esculpir y mecanografiar, en fin, de usar nuestras manos de múltiples maneras hace que los humanos seamos capaces de lograr cosas que no están al alcance de los miembros de ninguna otra especie. Éstas y otras innumerables actividades que requieren la coordinación motriz fina y gruesa de la que son capaces los brazos y manos serían imposibles sin la milagrosa configuración de esta parte del cuerpo.

Por el hecho de que usamos los brazos, muñecas y manos en casi todo lo que hacemos, es posible sufrir una lesión del codo, brazo o mano al practicar casi cualquier deporte o realizar casi cualquier esfuerzo. Las probabilidades son particularmente elevadas en el caso de los deportistas que practican deportes de raqueta o en cualquier deporte que requiera la flexión y estiramiento repetidos y vigorosos del brazo y/o empuñar firmemente. Hay muchos deportistas en esta categoría: los tenistas, los jugadores de squash y racquetball; los golfistas; senderistas o esquiadores que trabajan normalmente con bastones; los esquiadores acuáticos; jugadores de fútbol americano, béisbol y softball; los remeros en bote, kayak y canoa; los expertos en artes marciales que tienen que mantener el puño apretado durante la práctica de su arte, e incluso los bailarines que se aferran

Advertencia

Le rogamos que consulte a su médico si presenta cualquiera de los síntomas siguientes:

- una lesión aguda o dolor intenso con sangramiento o moretones intensos
- deformidad de las articulaciones del codo, la muñeca o los dedos
- fiebre, inflamación, enrojecimiento y/o incapacidad de usar el codo, la muñeca o los dedos sin que le duela
- entumecimiento de los dedos
- pérdida de circulación en las manos y dedos que provoca la decoloración de los dedos

a la barra con demasiada intensidad. Muchos bailarines y deportistas saben que la pasión y el entusiasmo pueden hacer que se produzca una tensión inadvertida en los músculos. Para muchos de nosotros esto se expresa en forma de una sujeción firme.

Pero los deportes no son de ningún modo la única arena en la que puede surgir dolor en los codos, brazos, manos y dedos. Piense en el jardinero que prepara el suelo para la llegada de la primavera. Excavar, remover la tierra, cargar y sembrar plantas en macetas grandes y pequeñas, son todas actividades que hacen trabajar los brazos y manos. El oficinista, el editor, el investigador y cualquier persona que trabaja frente a una computadora durante todo el día presenta claramente un riesgo de que le surjan puntos de activación en distintas partes de los brazos. La posición del teclado suele producir tensión en el antebrazo, la muñeca y la mano. Si bien esto a menudo se diagnostica como síndrome del túnel carpiano, es muy probable que el dolor sea resultado del estrés y las tensiones acumuladas en la musculatura del antebrazo debido al uso de la computadora. Las lesiones por distensión repetitiva de los brazos y manos son comunes en las personas que trabajan en determinadas industrias, particularmente las que tienen que ver con la manufactura y con la producción y preparación de alimentos, y quienes trabajan con el cuerpo humano. Los masajistas, quiroprácticos y osteópatas a menudo usan técnicas de presión que pueden provocar dolor del codo, la muñeca y la mano. La aplicación repetida de presión y fuerza puede hacer que los músculos de los antebrazos y las manos queden en posiciones desmañadas e incómodas y a la larga pueden lesionar incluso a los que están tratando de sanarse.

El codo, brazos y manos son a menudo los instrumentos de los que nos valemos tanto en el trabajo como en la diversión. A veces nos excedemos y se producen lesiones. Las lesiones por uso excesivo y por distensión repetitiva suelen ser responsables de la mayor parte de los dolores musculares que experimentamos. Piense en las acciones físicas que forman parte de su deporte, sus pasiones y su trabajo y luego pregúntese si usted es una de las muchas personas que se han lesionado un brazo o una mano debido a sus actividades.

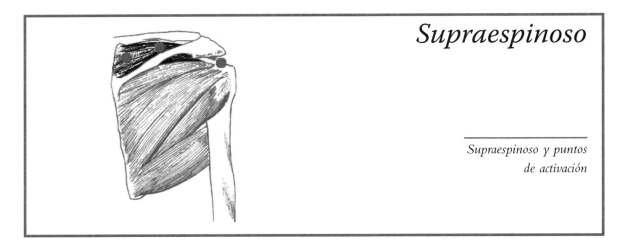

Supraespinoso

Supraespinoso y puntos de activación

EL SUPRAESPINOSO es un músculo pequeño y grueso que se encuentra en la depresión horizontal de la parte superior del omóplato. Al igual que otros músculos del manguito rotador, se inserta en la parte superior del húmero. Se encuentra profundamente por debajo de las fibras del trapecio superior; debido a su ubicación quizás sea difícil de localizar al tacto. Al igual que en el infraespinoso, las restricciones en el supraespinoso suelen ocasionar dolor de los hombros.

Los puntos de activación suelen surgir en el supraespinoso en combinación con restricciones en el trapecio y el infraespinoso. Transportar un objeto muy pesado con los brazos hacia abajo y hacer resistencia a un tirón hacia delante son instigadores comunes de puntos de activación. Los remeros y levantadores de pesas son susceptibles de presentar puntos de activación en el supraespinoso. El dolor se siente comúnmente en la zona del hombro superior, junto a la parte media del deltoide. El dolor irradia hacia abajo por el brazo, y a veces al antebrazo y la parte exterior del codo. Si tiene puntos de activación en el supraespinoso tal vez no pueda subir el brazo para afeitarse o peinarse ni extender el brazo hacia atrás para poner la mano en un bolsillo trasero ni abotonar o abrochar por detrás una prenda de vestir.

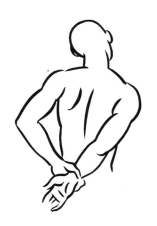

Estiramiento 1: Supraespinoso

Dolor de los codos, brazos y manos

Los puntos de activación en el supraespinoso son un tanto difíciles de localizar debido a que ese músculo se encuentra debajo del trapecio. Es muy probable que necesite la ayuda de otra persona para trabajar en estos puntos porque quizás usted no pueda aplicar la fuerza necesaria para liberar el músculo. Siéntese en una silla y apoye la parte media de la espalda sobre el espaldar de la silla. Quedará en una posición un tanto cargada de hombros, lo que permitirá que el trapecio se relaje y le facilitará la tarea de palpar hasta encontrar puntos de activación en el supraespinoso. Palpe el borde exterior del omóplato, el acromion. Es el borde plano del hueso en el extremo del hombro. Siga ese hueso hasta la espalda, a lo largo de la espina de la escápula. Cuando llegue al borde libre de ese hueso que se encuentra más cerca de la espina dorsal, suba la mano aproximadamente una pulgada hacia la parte superior del hombro. Haga una firme presión en esa zona, suficiente como para llegar al trapecio, y podrá sentir una zona de tensión que está muy sensible. Ha encontrado uno de los puntos de activación. Haga presión sobre ese punto durante al menos veinte a treinta segundos y lentamente comenzará a sentir cómo se libera. Desde ese mismo lugar, si avanza aproximadamente una pulgada hacia la punta del hombro, debería poder sentir otro punto verdaderamente tenso y sensible. Presione y libere este punto también.

Después de trabajar sobre el músculo, siga con el estiramiento. Ponga el brazo por detrás de la espalda a nivel de la cintura. Sujete la muñeca del brazo que le duele con su otra mano y tire suavemente del brazo hacia el otro lado de la cintura y luego un tanto hacia arriba. Mantenga esta posición y cuente hasta quince o veinte. A medida que aumente su flexibilidad, lleve los dedos de esa mano hacia el omóplato opuesto. Procure lograr la mayor amplitud de movimiento; debería poder alcanzar con sus dedos la parte inferior del omóplato opuesto.

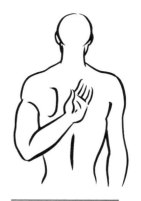

Estiramiento 2: Supraespinoso

Tríceps braquial

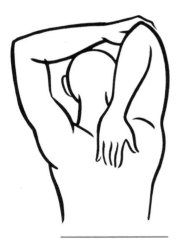

Tríceps braquial y puntos de activación

EL TRÍCEPS se encuentra sobre la parte trasera del brazo. Hay tres inserciones superiores que se conectan con la parte trasera del brazo y con el omóplato. La inserción inferior es en el codo. El tríceps extiende el codo, estirando el brazo. Funciona en oposición al bíceps, que flexiona el codo para doblar el brazo. Cuando se contrae el bíceps para doblar el brazo, se libera el tríceps; cuando se contrae el tríceps para extender el codo, se libera el bíceps. Si uno desea mantener la acción equilibrada es importante fortalecer tanto el bíceps como el tríceps al entrenar con pesas.

Los puntos de activación en los tríceps surgen más comúnmente como resultado de la flexión y estiramiento repetidos, rápidos y vigorosos del codo, y de empujar objetos pesados, como puede suceder en el levantamiento de pesas. Los movimientos basculantes y saques de revés en deportes de raqueta, el swing en el golf, los lanzamientos en el béisbol y los pases largos en el fútbol americano son ejemplos de esta acción. Cuando surgen puntos de activación en los tríceps el dolor se siente por toda la parte trasera del brazo y el epicóndilo lateral, la protuberancia del codo. El codo puede estar muy sensible al tacto e incluso es posible que este síntoma se diagnostique como epicondilitis, conocida vulgarmente como codo de tenista. El dolor puede extenderse por toda la parte de atrás del antebrazo hasta el meñique y el anular.

Pueden encontrarse bandas tensas y puntos de activación tanto en el aspecto medio (interior) del tríceps como en el aspecto lateral (exterior). Localice las bandas tensas aplicando masaje en el lado

Estiramiento: Tríceps braquial

Dolor de los codos, brazos y manos

interior del tríceps con el pulgar y en el lado exterior con los dedos. Cuando haya localizado los puntos de activación, comprímalos con una pelota pequeña. Tendido en el suelo, con la pelota colocada entre el brazo y el suelo, puede hacer que la fuerza de gravedad contribuya a liberar el músculo.

Estire el tríceps extendiendo el brazo hacia arriba y hacia atrás y colocando la mano del brazo que le duele sobre el borde superior del omóplato, con el codo lo más cerca que pueda del oído. Con la mano que no le duele, aplique presión justo por debajo del codo, para empujar más el brazo hacia atrás y acercar más el codo al oído.

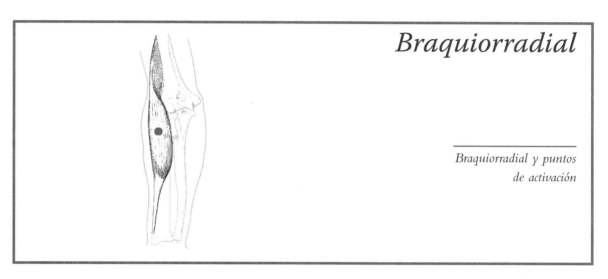

Braquiorradial

Braquiorradial y puntos de activación

EL BRAQUIORRADIAL da al antebrazo su forma característica. Es el músculo más superficial del lateral del antebrazo (el lado del dedo pulgar). Este músculo es fácil de encontrar. Cierre un puño sin apretarlo fuertemente y haga presión hacia arriba contra el fondo de una mesa con la parte de la mano correspondiente al pulgar y el índice. El braquiorradial se hace notar claramente. Puede palparlo desde su inserción superior en el extremo inferior del húmero hasta su inserción inferior en el lado de la muñeca donde comienza el pulgar.

El braquiorradial flexiona (dobla) el antebrazo en el codo, especialmente cuando el brazo se encuentra en una posición neutral: ni con la palma de la mano hacia abajo ni hacia arriba. El surgimiento de puntos de activación en el braquiorradial se debe a la sujeción enérgica o repetitiva de un objeto grande o ancho. El uso de una raqueta de tenis con la empuñadura demasiado ancha para la mano es una fórmula para que surjan puntos de activación en ese músculo. Cuando hay puntos de activación, el dolor se siente principalmente

Dolor de los codos, brazos y manos

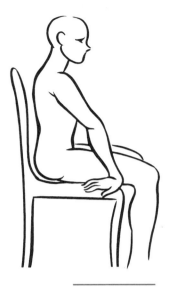

Estiramiento: Braquiorradial

en el epicóndilo lateral—el hueso de la parte exterior del codo—y puede extenderse a todo lo largo del músculo hasta la membrana del pulgar en el dorso de la mano. El dolor se describe a menudo como codo de tenista. Quizás sienta debilidad en la sujeción y no pueda mantenerla con la firmeza que desearía.

Palpe hasta encontrar bandas tensas y puntos de activación en el tercio superior del músculo en la parte delantera del brazo. Si agarra el músculo en la parte superior del antebrazo entre el pulgar y los otros dedos, podrá localizar con el pulgar bandas gruesas como cuerdas con puntos sensibles. Cuando las haya localizado, mantenga la presión sobre el punto de activación, masajéelo y espere a que se libere. Tal vez tenga que hacerlo varias veces antes de sentir la liberación del músculo. Insista y tenga paciencia.

Para estirar el braquiorradial, siéntese en una silla y coloque la palma de la mano hacia abajo, con los dedos hacia el espaldar de la silla. Enderece el codo.

Le hará bien pensar en qué tipo de acciones o actividades realiza que han contribuido al surgimiento de puntos de activación. Si practica el tenis, mire la empuñadura de su raqueta para asegurarse de que se adapte al tamaño de su mano.

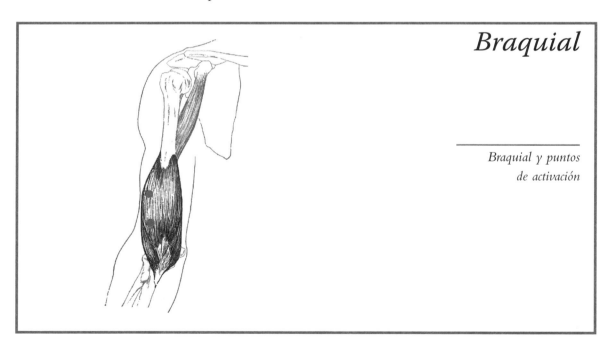

Braquial

Braquial y puntos de activación

Dolor de los codos, brazos y manos

SI BIEN GRAN PARTE DEL CRÉDITO por lo que respecta a la flexión del antebrazo lo recibe el bíceps braquial, el músculo braquial es en realidad el flexor principal. Este músculo se encuentra debajo del bíceps, y se inserta en la mitad inferior del húmero en su extremo superior y en el cúbito en su extremo inferior. El músculo braquial es el que permite hacer tracciones en la barra fija. Cuando uno hace tracciones o dominadas en una barra, con las palmas de las manos hacia sí, el braquial es el músculo que hace la mayor parte del esfuerzo.

Los puntos de activación surgen en el braquial principalmente en función de una sobrecarga del músculo. Puede producirse una sobrecarga al someter el músculo a un peso excesivo en forma repetitiva o continua. Llevar cargas pesadas con los codos doblados, las tracciones o dominadas y el levantamiento de pesas son ejemplos de acciones que pueden afectar este músculo. Cuando hay puntos de activación, tendrá dolor y sensibilidad en la base del pulgar, en la palma y el dorso de la mano. El dolor puede ser mayor cuando usa la mano y el dedo pulgar.

Debido a la posición del braquial debajo del bíceps, tendrá que apartar la mayor parte del bíceps para poder localizarlo. Coloque el codo sobre el brazo de una silla o una mesa baja con la palma de la mano hacia abajo. Flexione el brazo en unos 30 grados a fin de relajar el bíceps. Utilice las almohadillas de los dedos para mover el bíceps braquial por el centro hacia su cuerpo. Luego puede palpar el braquial en la mitad inferior del brazo. Es un músculo grueso, por lo que, al encontrar bandas tensas y puntos de activación contenidos en ellos, tendrá que presionar profundamente en el músculo para liberar los puntos de activación. Mantenga la presión sobre cada zona de tensión durante veinte a treinta segundos antes de liberar y masajear el músculo. Repítalo cada vez que tenga una ocasión hasta liberarlo por completo.

Después de trabajar sobre el músculo, estírelo extendiendo el brazo frente a usted con el codo completamente enderezado. Tire suavemente de la mano y los dedos hacia atrás para estirar aún más el músculo. También puede colocar la mano a los lados del cuerpo en posición sentada, con la palma de la mano hacia abajo y los dedos apuntando hacia atrás. Esto hará que el estiramiento sea mucho mayor. Mantenga la posición y cuente hasta diez o quince. Repítalo varias veces al día.

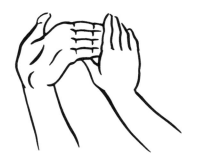

Estiramiento 1: Braquial

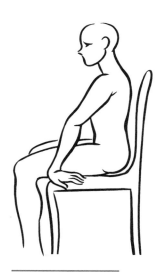

Estiramiento 2: Braquial

Dolor de los codos,
brazos y manos
■

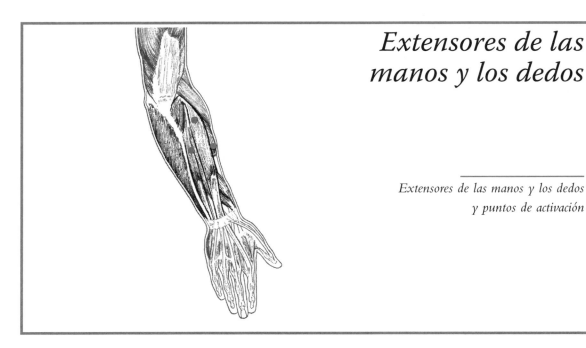

Extensores de las manos y los dedos

*Extensores de las manos y los dedos
y puntos de activación*

LOS EXTENSORES DE LAS MANOS están compuestos por numerosos músculos pequeños que se encuentran en la parte de atrás del antebrazo. Se insertan por medio de un solo tendón común en el epicóndilo lateral del húmero, el hueso del borde exterior del codo. Este tendón es el que puede presentar el síndrome inflamatorio conocido como epicóndilo lateral del húmero, el ignominioso "codo de tenista". Las inserciones inferiores de los extensores de las manos son en varios de los huesos metacarpianos de la mano, los huesos largos que conectan la muñeca con los dedos.

Estos músculos como grupo extienden la muñeca, doblándola hacia atrás. El dolor y sensibilidad resultante de los puntos de activación en los extensores de las manos suele diagnosticarse como codo de tenista. El dolor puede irradiar por toda la parte de atrás del antebrazo y hasta el dorso de la muñeca. El borde exterior del codo, el epicóndilo lateral, puede ser extremadamente sensible al tacto. La debilidad o inestabilidad en la sujeción es un síntoma que suele relacionarse con el dolor. ¡No es de sorprender que la presencia de puntos de activación en este lugar se diagnostique tan frecuentemente como codo de tenista! Quienes padecen de esta dolencia suelen tomar medicamentos antiinflamatorios para quitarse el dolor pero, como no se le presta atención a los músculos, este tratamiento a menudo no proporciona alivio.

La sujeción enérgica o repetitiva de un objeto suele ser la causante de puntos de activación en los extensores de las manos. Piense en

Dolor de los codos,
brazos y manos

■

92

el tipo de deportes que requieren mantener la sujeción: ésos son los deportistas que presentan un mayor riesgo de sufrir lesiones de los músculos del antebrazo. Entre ellos figuran los tenistas o los jugadores de cualquier deporte de raqueta, los golfistas, jugadores de béisbol o softball, esquiadores en nieve o acuáticos, senderistas que usan bastones y levantadores de pesas.

En realidad no es necesario tener una comprensión detallada de los músculos específicos afectados para poder liberarlos mediante técnicas de presión manual. Localice las bandas tensas y puntos de activación en la parte de atrás del antebrazo. Se llevará una idea clara de la disposición de cada uno de los músculos del brazo si extiende (flexiona hacia atrás) cada dedo y la muñeca mientras se aplica masaje en el brazo. Masajee cada uno de los músculos desde sus inserciones superiores hasta las inferiores. Podrá determinar cuáles son los puntos sensibles. Una vez que los haya localizado, haga muy leve presión sobre ellos y flexione la mano al mismo tiempo (doblándola hacia la palma). El leve estiramiento que aplica al flexionar la mano contribuirá a que el músculo se libere. Es muy importante que mantenga la presión hasta alcanzar la completa liberación de los músculos.

Siga el tratamiento con aún más ejercicios de estiramiento. Extienda el codo frente a usted con la palma de la mano hacia arriba y flexione la muñeca. Para lograr el mayor estiramiento posible, enfile el dedo del medio como si quisiera llegar a la parte delantera del antebrazo. También puede sentarse en una silla. Manteniendo derecho el codo, coloque el dorso de la mano a un lado sobre el asiento, con la palma de la mano hacia arriba, para estirar la parte de atrás del antebrazo.

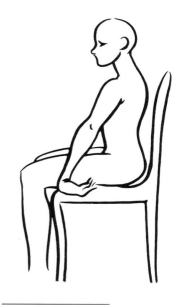

Estiramiento: Extensores de las manos y los dedos

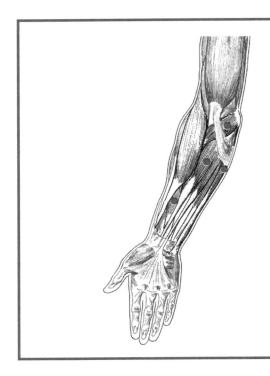

Flexores de las manos y los dedos

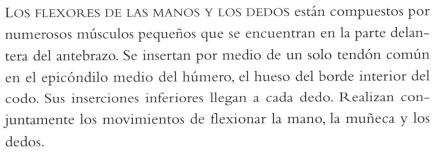

Flexores de las manos y los dedos
y puntos de activación

LOS FLEXORES DE LAS MANOS Y LOS DEDOS están compuestos por numerosos músculos pequeños que se encuentran en la parte delantera del antebrazo. Se insertan por medio de un solo tendón común en el epicóndilo medio del húmero, el hueso del borde interior del codo. Sus inserciones inferiores llegan a cada dedo. Realizan conjuntamente los movimientos de flexionar la mano, la muñeca y los dedos.

Los puntos de activación surgen en los flexores de las manos y los dedos como resultado de movimientos repetitivos o prolongados de sujeción, torcido o acarreo con las manos y dedos. Piense en el tipo de deportes que requieren empuñar un instrumento con la mano; ésos son los deportistas que presentan un mayor riesgo de sufrir lesiones de los músculos del antebrazo. Entre ellos figuran los tenistas o los jugadores de cualquier deporte de raqueta, los golfistas, jugadores de béisbol o softball, esquiadores en nieve o acuáticos, senderistas que usan bastones y levantadores de pesas. Los boxeadores y quienes practican las artes marciales pueden sufrir restricciones de los flexores del antebrazo por la fuerza con que mantienen apretado el puño. Cuando hay puntos de activación en estos músculos el dolor se siente en los dedos y en la parte delantera de la muñeca, justo encima del pulgar. También es posible que surja un dedo en gatillo; el dedo en gatillo es la

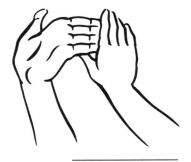

Estiramiento 1: Flexores de las
manos y los dedos

Dolor de los codos,
brazos y manos

imposibilidad de estirar el dedo sin que la articulación haga un chasquido o crujido.

En realidad no es necesario tener una comprensión detallada de los músculos específicos afectados para poder liberarlos mediante técnicas de presión manual. Localice las bandas tensas y puntos de activación en la parte delantera del antebrazo. Se llevará una idea clara de la disposición de cada uno de los músculos del brazo flexionando cada dedo y la muñeca (doblándola hacia la palma) mientras se aplica masaje en el brazo. Masajee cada músculo desde sus inserciones superiores hasta las inferiores; podrá determinar cuáles son los puntos sensibles. Una vez que los haya localizado, haga muy leve presión sobre ellos y al mismo tiempo extienda la muñeca (doblándola hacia atrás). El leve estiramiento que aplica al doblar la muñeca hacia atrás contribuirá a que el músculo se libere. Es muy importante que mantenga la presión hasta alcanzar la completa liberación de los músculos.

Siga el tratamiento con aún más ejercicios de estiramiento. Con el codo enderezado, extiéndase lentamente los dedos y la muñeca, doblando la muñeca hacia atrás con la otra mano. Hacer presión con las palmas de las manos y los dedos contra una superficie plana también estira los flexores. Mantenga la posición y cuente lentamente hasta cinco o diez; repítalo con frecuencia durante el día para que la liberación sea completa.

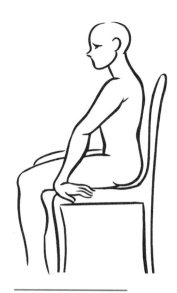

Estiramiento 2: Flexores de las manos y los dedos

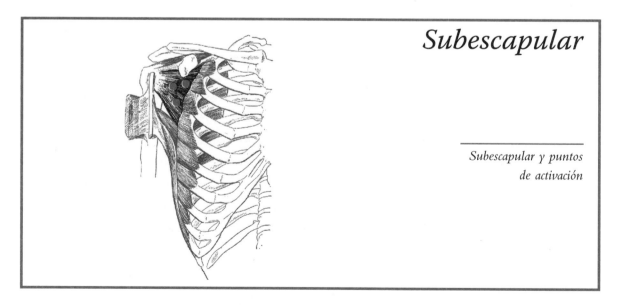

Subescapular

Subescapular y puntos de activación

EL SUBESCAPULAR es casi siempre el músculo responsable cuando se presenta el hombro congelado. El músculo causa muchos problemas debido al lugar donde se encuentra. El subescapular se encuentra

Dolor de los codos, brazos y manos

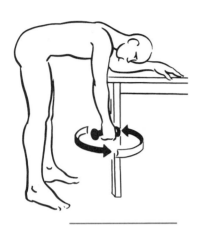

Estiramiento 1: Subescapular

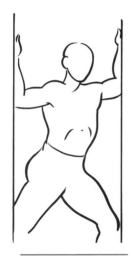

Estiramiento 2: Subescapular

Dolor de los codos, brazos y manos

exactamente en el lugar que indica su nombre, o sea, debajo de la escápula. Dicho de otra manera, el subescapular se encuentra entre el omóplato y la caja torácica. De ahí que sea tan difícil trabajarlo.

En los peores casos, los puntos de activación en el subescapular producen el "hombro congelado", es decir, la imposibilidad de alzar el brazo debido a las restricciones y el dolor. El dolor suele sentirse directamente en la parte de atrás del hombro, sobre la zona del deltoide posterior y puede ser muy intenso, incluso cuando no está usando el brazo. Si tiene puntos de activación en el subescapular quizás no pueda girar la palma de la mano hacia arriba y tal vez incluso sienta dolor en la muñeca.

Los puntos de activación en el subescapular surgen en ocasiones como la de evitar una caída—algo que todo deportista ha tenido que hacer en una ocasión u otra. También surgen debido a acciones que requieren una constante rotación interna del brazo, la acción que realiza el subescapular. Presentan un riesgo particular los nadadores, los tenistas, los lanzadores y los jugadores de béisbol, que hacen muchos lanzamientos. El subescapular puede además tener puntos de activación cuando el brazo queda inmovilizado durante algún tiempo en escayola o cabestrillo, por lo que estos puntos pueden surgir después que una lesión ha sanado.

Localizar y tratar los puntos de activación en este músculo puede ser difícil, pero no es imposible. Siéntese en una silla con el brazo que le duele extendido hacia abajo entre sus piernas. Extienda por debajo de la axila la mano del brazo opuesto y localice el borde exterior anguloso del omóplato. Con el dedo pulgar, busque por debajo del omóplato hasta localizar puntos tensos y sensibles y bandas tensas de tejido muscular que se encuentran sobre su superficie interior. Una vez que los haya localizado, haga presión sobre ellos durante al menos quince o veinte segundos antes de seguir buscando otros.

Intente localizar puntos sensibles en el músculo que se encuentra a lo largo del borde exterior del omóplato y luego busque por debajo de éste lo más lejos que pueda llegar hasta localizar otros puntos similares. Recuerde que está tratando de buscar entre el omóplato y la caja torácica para localizar un músculo que impide que el omóplato y, por lo tanto el brazo, se desprendan de la caja torácica. Esto requiere esfuerzo y paciencia, y serán necesarias muchas sesiones antes de que el músculo recupere toda su extensión.

Siga estas sesiones con ejercicios de estiramiento.

1. Doble la cintura de modo que la parte superior del torso quede paralela al suelo y el brazo que le duele quede extendido hacia abajo. Agarre un objeto pesado con el brazo que le duele. Relájese y deje que el peso vaya por gravedad hacia el suelo, con lo que se estira el subescapular y el omóplato se mueve dentro de la caja torácica. Mueva el brazo en círculos muy pequeños.

2. Coloque los brazos firmemente a cada lado del marco de una puerta. Estire el cuerpo con los brazos extendidos, abriendo el tórax y los hombros. Comience por poner los brazos con los codos al nivel de los hombros. Luego extienda los brazos por completo, colocando las manos en alto por encima de la cabeza o lo más alto que pueda.

3. Con el codo doblado en 90 grados, alce lo más posible el brazo que le duele. Lleve el antebrazo hacia atrás y póngalo detrás de la cabeza. Aumente el estiramiento aplicando una leve presión hacia atrás justo por encima del codo.

4. Apoye los dedos sobre una pared. Camine con los dedos por la pared lo más alto que pueda, luego póngase de lado y repita la misma acción.

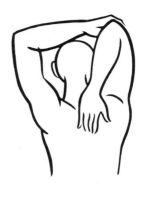

Estiramiento 3: Subescapular

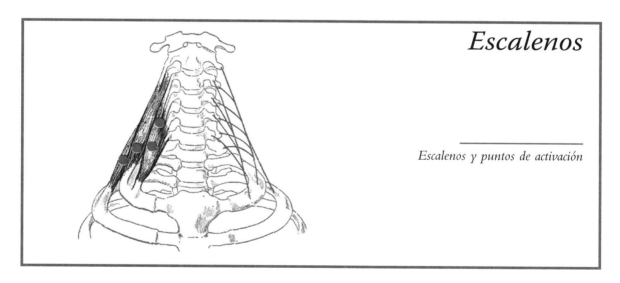

Escalenos

Escalenos y puntos de activación

LOS ESCALENOS están compuestos por tres músculos pequeños a los lados del cuello que doblan el cuello hacia los lados y lo estabilizan frente a los impactos laterales. Como se insertan en la primera y segunda costillas, también desempeñan un papel activo en alzar la parte superior de la caja torácica para ayudar en la respiración.

Los puntos de activación en los escalenos suelen ocasionar dolor en los hombros y en los brazos. Estos pequeños músculos ayudan a

Dolor de los codos, brazos y manos

sostener y elevar la parte superior de la caja torácica al transportar, levantar o arrastrar objetos pesados, particularmente con los brazos al nivel de la cintura. Los esfuerzos al realizar cualquiera de estas actividades pueden dar lugar a puntos de activación. Lo mismo sucede por soportar el peso de una mochila pesada sobre los hombros en lugar de las caderas.

Cualquier tipo de fuerza que pueda producir un latigazo puede ocasionar lesiones en los escalenos, trátese de un accidente automovilístico, una caída o un impacto en deportes de contacto como el fútbol americano, el baloncesto o el *hockey*. El respirar superficialmente con el tórax o retener la respiración en el tórax activa fuertemente los escalenos y puede contribuir al surgimiento de puntos de activación. Todos hemos cometido el error de respirar así, particularmente cuando aprendemos una nueva destreza o cuando trabajamos intensamente o nos sentimos muy estresados. El padecimiento de problemas crónicos o agudos de respiración como el enfisema, la neumonía, la bronquitis o la tos crónica también puede contribuir al surgimiento de puntos de activación en los escalenos.

Los puntos de activación en los escalenos producen un complejo patrón de dolor profundo, intenso y persistente. El dolor puede experimentarse en la parte superior del tórax y/o la parte superior de la espalda; o también en el costado o la parte trasera del hombro y el brazo y en el lado del brazo y la mano correspondiente al pulgar, incluidos el pulgar y el índice. El dolor puede sentirse en todos estos lugares o en uno solo de ellos, y su ubicación puede cambiar de un día a otro. Además de dolor, podría sentir en la mano y el brazo una debilidad que le haría dejar caer objetos inesperadamente.

Rara vez se contempla la posibilidad de que los escalenos sean los causantes de estos distintos patrones de dolor. Se puede hacer una prueba para determinar si los escalenos son los causantes del dolor. Gire la cabeza por completo hacia el lado donde siente el dolor y luego deje caer el mentón hacia la clavícula. Si esto le produce aún más dolor, es una señal de que los puntos de activación en los escalenos son los causantes.

Los escalenos son difíciles de visualizar y de localizar al tacto. Mire en el espejo. Incline la cabeza hacia la derecha. Al contraerse los escalenos podrá ver el esternocleidomastoideo derecho que se extiende desde abajo del oído hasta la clavícula. Con la mano izquierda, coloque las puntas de tres dedos justo por detrás del esternocleidomastoideo aproximadamente en su punto medio (vea la página 30) y luego estire la cabeza, manteniendo el cuello relajado. Haga muy leve presión hacia adelante y hacia atrás justo por detrás del ECM y sentirá las finas bandas tensas de los escalenos. Una vez que haya localizado las bandas tensas, trate de aislarlas bajo las yemas de los dedos y luego haga presión sobre ellas muy lenta y suavemente. Hay muchas estructuras delicadas en la parte delantera del cuello; por eso debe palpar esta zona con mucha cautela. No obstante, cuando haya localizado los escalenos también podrá liberarlos en este caso.

Cuando haya trabajado en los escalenos, es esencial estirarlos. Incline la cabeza y el cuello, tratando de acercar a ese mismo hombro la oreja del lado que no le duele. Mantenga esta posición y cuente hasta diez. Luego, sin cambiar el ángulo de la cabeza, rote la cabeza y la cara hacia el lado que le duele, estirando la mejilla hacia arriba. Mantenga esta posición y cuente hasta diez. Vuelva a colocar la cabeza y la cara en la posición inicial. Luego vuelva a rotar la cabeza y la cara, llevando esta vez el mentón hacia la clavícula. Mantenga esta posición y cuente hasta diez antes de volver a la posición inicial. Libere lentamente el cuello del estiramiento. Quizás sienta un poco más de rigidez al estirarse hacia arriba que al estirarse hacia abajo, o viceversa. Esto le indica en qué dirección debe estirarse más. Recuerde: se trata de zonas delicadas y debe tratarlas con suavidad tanto al estirarlas como al palparlas. No obstante, su trabajo rendirá fruto si lo hace concienzudamente.

Cuando haya liberado los puntos de activación en los escalenos, vuelva a entrenar la respiración, respirando profundamente con el abdomen en lugar de hacerlo con el tórax. Vea en la página 191 detalles específicos sobre la forma de hacerlo.

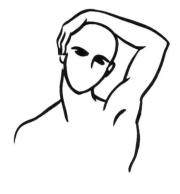

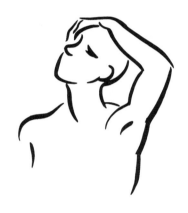

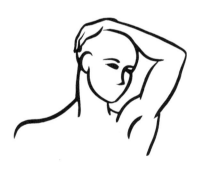

Estiramiento: Escalenos

Dolores en el torso

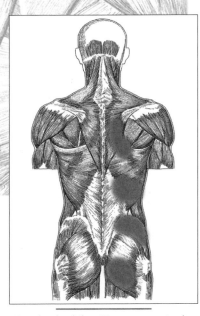

Patrón de dolor: Erectores espinales

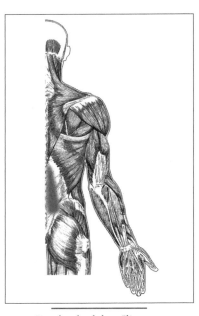

Patrón de dolor: Iliopsoas

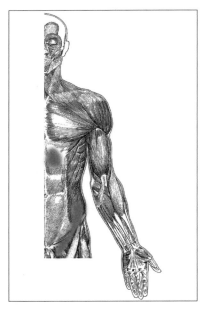

Transverso del abdomen, oblicuo
interno, oblicuo externo

Patrón de dolor: Músculos abdominales

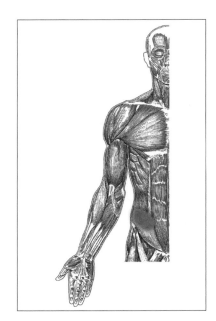

Recto del abdomen

Patrón de dolor: Músculos abdominales

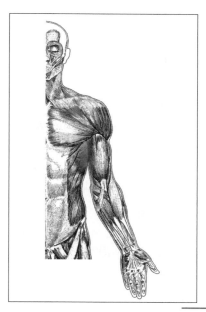
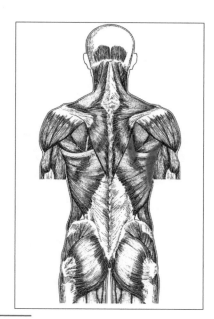

Patrón de dolor: Serrato anterior

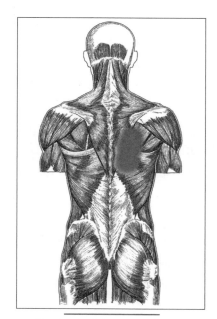

Patrón de dolor: Dorsal ancho

Todo deportista y bailarín comprende la importancia fundamental de fortalecer los músculos del torso, es decir, los músculos abdominales y dorsales. Estos músculos son tan fundamentales para practicar eficazmente la técnica que se ha inventado un sistema completo de ejercicios con la finalidad de hacer que nuestro tronco o núcleo sea verdaderamente el punto focal de nuestros movimientos.

En las primeras décadas del siglo XX, Joseph Pilates creó unos ejercicios que se han dado a conocer simplemente por su nombre: el método Pilates. Su sistema se basa en la idea de que, cuando funcionan bien los músculos del tronco, que son "la fuente de energía" del cuerpo, se obtiene un bienestar físico, mental y espiritual equilibrado. Joseph Pilates creía que, a través de la concentración, control, precisión, movimiento fluido y respiración adecuada se lograría la integración del cuerpo y la mente. Éstos son los principios de acción en que se basa el método Pilates.

El método Pilates fue practicado por muchos bailarines de gran éxito a mediados del siglo XX, incluidos George Ballanchine, Hanya Holm y otros, y en los últimos veinte años ha recibido cada vez más divulgación. Lo practican deportistas, bailarines y personas que buscan la salud y el bienestar en el mundo entero. Un subproducto interesante de la práctica correcta del método de Joseph Pilates es la influencia positiva que tiene sobre la práctica de cualquier esfuerzo físico. Se ha reconocido que la práctica del deporte y la danza mejoran al fortalecer el tronco, porque la fuerza generada en los grandes músculos de las piernas puede transferirse equitativamente a los hombros superiores y los brazos a través del tronco estable.

Los grupos de músculos que sostienen el tronco son el foco de atención de esta práctica. Se trata de los músculos abdominales; los músculos paraespinales de la espalda, el erector espinal; y el cuadrado lumbar y el iliopsoas, los músculos de la pared abdominal posterior. Sus acciones combinadas permiten realizar todos los movimientos que provienen del tronco. El grupo de los erectores espinales extiende la columna vertebral y la mantiene erecta (de ahí su nombre). Los músculos abdominales, conjuntamente con el cuadrado lumbar, hacen rotar la columna vertebral y doblar el torso hacia el lado (flexión lateral), y el músculo recto del abdomen con el iliopsoas hacen flexionar el tronco (doblarlo hacia adelante). La fuerza y elasticidad de estos músculos proporcionan la estabilidad pélvica y espinal que contribuyen a la integridad de la postura, un mejor equilibrio, el movimiento eficiente y el sostén de los órganos. Estos resultados se reflejan en un funcionamiento físico óptimo y vibrante.

Desafortunadamente también sucede lo opuesto. Cuando los músculos del abdomen y el torso están débiles, se ponen en peligro la estabilidad de la columna vertebral y la pelvis y el funcionamiento de los órganos contenidos por estos músculos. En estos músculos es donde vemos la clara conexión entre la integridad muscular y la función de los órganos, o sea, entre la fuerza y la salud. Resulta particularmente importante respetar esta conexión a medida que avanza nuestra edad.

Las lesiones de los músculos de la espalda pueden producirse en casi cualquier deporte o por cualquier esfuerzo, particularmente en las actividades que requieren la torsión y flexión hacia adelante, como el tenis, el golf, el fútbol americano, los bolos, la danza y la gimnástica. Una de las causas más comunes de lesiones es el acondicionamiento muscular insuficiente o el calentamiento inadecuado. El golfista que juega dieciocho agujeros de golf el primer domingo cálido de la primavera después de pasar el invierno tirado en el sofá se está buscando una lesión de la espalda. Lo mismo se aplica al entusiasta de la jardinería que decide que todo el jardín tiene que quedar listo para sembrar plantas en un fin de semana. Los músculos de la espalda, que no están preparados para el grado de esfuerzo que requieren una ronda de golf o un día de rastrillo y excavación, se distienden fácilmente debido a la sobrecarga y el uso excesivo. Levantar objetos sin usar la técnica adecuada también puede ocasionar la sobrecarga de los músculos paraespinales y el surgimiento de puntos de activación.

La inmovilidad puede ser tan dañina para la musculatura como el uso excesivo. Estar sentado durante horas en un avión, en un automóvil o frente a un escritorio puede ser fácilmente un causante de puntos de activación y de la consiguiente debilidad y rigidez en la musculatura de la espalda.

Muchos rebotamos constantemente de un extremo al otro del espectro, o sea, del uso excesivo en los fines de semana a la

Advertencia

Se calcula que quizás el 90 por ciento de la población total experimentará en algún momento dolores en la región lumbar. La numerosas causas del dolor de espalda incluyen (sin carácter exclusivo) la torcedura de músculos, tendones o ligamentos; fracturas; lesiones de la espina dorsal o de los discos de las vértebras, infecciones y enfermedades degenerativas. Consulte a su médico si su dolor de espalda es repentino y agudo o es provocado por un trauma; si el dolor es intenso y constante o si no puede soportar un peso debido a él; o si éste va acompañado por entumecimiento, hormigueo, pérdida de fuerza en las piernas y pies o pérdida de la función sexual o el control de los intestinos o la vejiga. Si tiene un dolor de espalda moderado que no cambia ni se alivia en siete a diez días, consulte a su médico para que le haga una evaluación.

inmovilidad durante la semana. El movimiento es otro aspecto en el que tenemos que trabajar para crear un equilibrio favorable a nuestra salud general.

Las lesiones de la musculatura abdominal ocurren durante actividades deportivas, de danza, gimnástica, hatha yoga, Pilates y muchas actividades cotidianas. Estas lesiones a menudo suceden debido al estiramiento excesivo o sobrecarga física. Hacer un esfuerzo excesivo al levantar algún objeto puede dar lugar una distensión abdominal porque implica a la musculatura abdominal junto con la parte superior del torso para realizar la acción. Muchos deportistas se ejercitan en el gimnasio para fortalecer su musculatura. El hecho de excederse en cuanto a la intensidad o frecuencia de las rutinas de ejercicios abdominales y las sesiones de entrenamiento que requieren el levantamiento de grandes pesos puede ocasionar distensiones de la musculatura.

Es importante tener presente que, si usted ha tenido recientemente un embarazo o si por algún otro motivo sus músculos abdominales se le han estirado excesivamente y tienen un tono deficiente, sus músculos pueden sufrir lesiones y las vértebras espinales de la región lumbar (la espina lumbar) podrían sufrir problemas de alineación o disfunción relacionados con la columna vertebral. El torso y la columna vertebral dependen de la fuerza de sus músculos abdominales para el sostén, movimiento y contención de los órganos; la debilidad en la musculatura hace que sus músculos tengan que esforzarse mucho más para realizar esta tarea, ya de por sí compleja. Es importante fortalecer los abdominales pero, si uno apenas está comenzando, debe ser cuidadoso y paciente e ir incrementando la carga lentamente.

Muchos de los síntomas vinculados con puntos de activación en

Dolores en el torso

los músculos abdominales tienen que ver con disfunciones de los órganos digestivos y genitourinarios (estómago, intestino delgado, intestino grueso, vejiga, ovarios, útero y testículos). Los síntomas pueden ser acidez, distensión abdominal, indigestión, vómitos, calambres, dismenorrea, aumento de la frecuencia urinaria o retención de la orina. Aunque usted crea que sus síntomas están relacionados con puntos de activación abdominales, es importante descartar enfermedades o disfunciones orgánicas. Consulte a un médico para que le haga una evaluación antes del autotratamiento. Si su dolor es muy intenso y va acompañado de fiebre o rigidez o sangramiento abdominal, consulte inmediatamente a un médico.

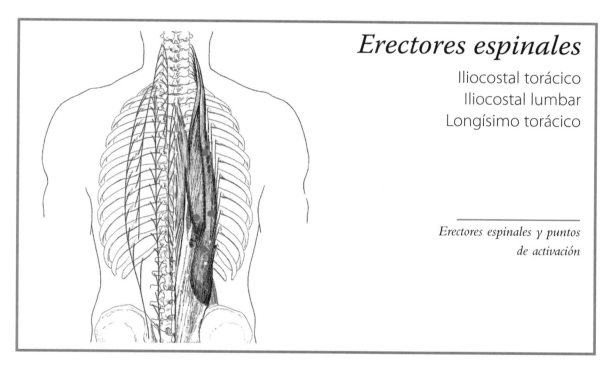

Erectores espinales

Iliocostal torácico
Iliocostal lumbar
Longísimo torácico

*Erectores espinales y puntos
de activación*

EL GRUPO DE LOS ERECTORES ESPINALES es el más superficial de los músculos paraespinales, los cuales se encuentran a ambos lados de la columna vertebral. Se considera que en este grupo es donde están los "verdaderos" músculos de la espalda. La función de los erectores espinales consiste en mantener la postura erguida y mover y proteger la columna vertebral.

Los erectores espinales se extienden desde una sola inserción ancha en el sacro, la parte superior de la pelvis, y desde cada una de las cinco vértebras lumbares en la parte inferior de la espalda hasta cada una de las costillas y las vértebras adyacentes a ellas, las vértebras torácicas. Cuando estos músculos trabajan bilateralmente, enderezan

Dolores en el torso
■

la espalda y extienden la columna vertebral; cuando sólo actúa una de las partes, funcionan junto con los abdominales para doblar el torso hacia el lado.

La causa más común de puntos de activación en los erectores espinales es la sobrecarga de los músculos por distensiones debido al levantamiento de objetos sin usar la técnica adecuada. La flexión de las caderas hacia adelante para levantar un objeto del suelo, en lugar de alcanzarlo con las rodillas dobladas, somete estos músculos a una carga excesiva. El esfuerzo que suponen la evacuación intestinal y la tos también produce una fuerte contracción de los erectores espinales. El erector espinal se encuentra en un continuo estado de contracción en las personas cuya región lumbar presenta un arco muy pronunciado. Esta sobrecarga crónica puede producir puntos de activación. La inmovilidad también puede producir puntos de activación en el erector espinal: mantenerse sentado durante largo rato sin tomar un descanso puede provocar el surgimiento de puntos de activación. Independientemente de si uno está sentado ante un escritorio o en un avión, es importante mover el cuerpo periódicamente para atajar la restricción de los erectores espinales.

Los puntos de activación pueden surgir prácticamente en cualquier nivel del músculo. El dolor que se produce puede estar o cerca del punto de activación o estar referido desde otro sitio más alejado del punto, en alguna parte del músculo. Los puntos de activación en la zona de los erectores espinales que se encuentran en la parte inferior de la espalda tienden a referir el dolor a la región lumbar y los glúteos; los puntos de activación en la parte del músculo que se encuentra en la caja torácica tienden a referir el dolor más hacia arriba en la espalda. Algunos puntos de activación incluso producen dolor tanto en la parte trasera del torso como en su parte delantera. El dolor suele estar acompañado por la restricción del movimiento. Es posible que tanto la flexión hacia adelante como hacia los lados resulten incómodas. Si tiene puntos de activación a ambos lados de los erectores espinales a nivel de la costilla inferior, es posible que le resulte incómodo levantarse de una silla o subir escaleras.

La manera más fácil de tratar sus propios puntos de activación consiste en acostarse sobre una pelota de tenis. Puede crear un conveniente dispositivo de tratamiento si coloca dos pelotas de tenis dentro de un calcetín y ata el calcetín para que las pelotas se mantengan juntas. Tiéndase en el suelo y coloque las pelotas, una a

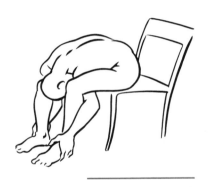

Estiramiento 1:
Erectores espinales

cada lado de la columna vertebral, al nivel del punto de activación. Relájese y simplemente deje que la gravedad haga su parte. La respiración profunda ayuda a relajar el músculo. Cada vez que exhale, deje que su cuerpo recaiga más aún sobre las pelotas de tenis. Manténgase sobre un punto durante varios minutos y luego mueva las pelotas a otro nivel de la columna vertebral. Quizás tome algún tiempo, pero el músculo se irá relajando lentamente.

Siga con ejercicios de estiramiento. Empiece por el que le parezca más fácil y luego prosiga con los otros dos.

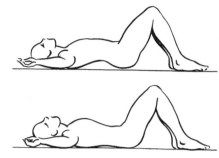

Estiramiento 2: Erector espinal

1. Siéntese cómodamente en una silla con los pies apoyados por completo en el suelo. Doble el torso hacia el suelo, extendiendo los brazos hacia adelante y hacia abajo. Lo más importante es dejar que la cabeza y el cuello caigan hacia abajo y queden colgando sin esfuerzo. Mantenga esta posición y cuente hasta veinte o treinta. Vuelva a levantarse lentamente hasta ocupar la posición sentada.

2. Tiéndase boca arriba. Flexione las rodillas y apoye las plantas de los pies en el suelo. Exhale y deje caer lentamente la parte inferior de la espalda hacia el suelo. Manténgase así contando hasta cinco y luego relájese. Repita esto varias veces, pero asegúrese de no contraer el abdomen ni retraer la pelvis.

3. Apóyese sobre las manos y rodillas. Arquee la espalda hacia abajo, alzando la cabeza y los glúteos. Mantenga esta posición y cuente hasta cinco. Luego arquee la espalda hacia arriba, con la cabeza y la rabadilla hacia el suelo. Vuelva a mantener la posición y cuente hasta cinco. Alterne de tres a cuatro veces entre estos dos movimientos.

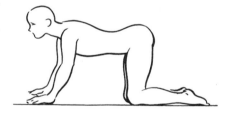

Después del tratamiento y los estiramientos, use una almohadilla térmica húmeda o tome un baño caliente para hidratar el músculo. ¡Esto le ayudará enormemente! Si está usando una almohadilla térmica húmeda, tiéndase boca abajo y coloque una almohada debajo de los tobillos. Esto hará que las rodillas se doblen levemente y lo ayudará a aliviar la presión de la región lumbar.

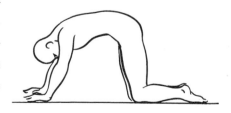

Estiramiento 3: Erector espinal

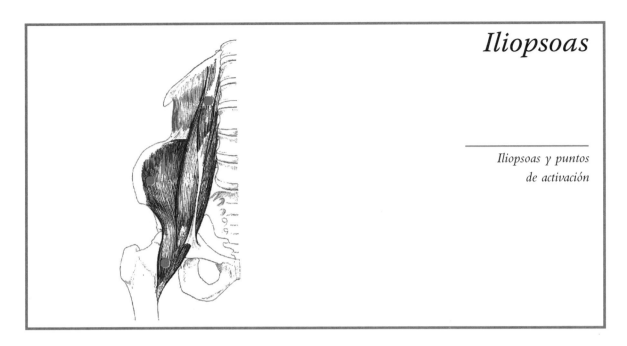

Iliopsoas

Iliopsoas y puntos
de activación

EL ILIOPSOAS es el flexor principal del tronco y el más fuerte de los flexores del muslo. El iliopsoas, que a menudo recibe simplemente el nombre de "psoas", está compuesto por dos y a veces tres músculos pequeños: el psoas, que se encuentra junto a las vértebras lumbares; el ilíaco, que reviste la parte interior de las crestas de la pelvis, y el psoas menor, que se encuentra frente al psoas mayor. (Aproximadamente el 40 por ciento de la población carece de psoas menor.)

El iliopsoas se encuentra por dentro (de la parte delantera) de la columna vertebral, detrás de los órganos abdominales. Se inserta en los lados de las vértebras lumbares en la parte inferior de la espalda y en la parte interior de la pelvis. Pasa por debajo del ligamento inguinal y se inserta en la parte superior del fémur, el hueso largo del muslo. Cuando las piernas se mantienen rectas, la contracción del iliopsoas produce una flexión de las caderas hacia adelante (flexión del tronco); cuando las piernas están libres, su contracción lleva la rodilla hacia el tórax (flexión del muslo por la parte de la cadera).

El iliopsoas contribuye al mantenimiento de la postura erguida. Funciona continuamente al caminar y se mantiene muy activo al practicar el jogging, correr y patear. Se encuentra muy activo en los últimos 60 grados de la incorporación del tronco. Al igual que con los otros músculos del torso, nunca se hará demasiado hincapié en su importancia en los deportes y la danza.

Pueden surgir puntos de activación en el iliopsoas debido a sobrecargas. Una sobrecarga repetitiva sería la flexión enérgica repetida

Dolores en el torso

de la cadera que tiene lugar en el baile, la gimnástica, el jogging, la carrera con o sin obstáculos y los deportes que requieren patadas altas, como las realizadas por los *field kickers* en el fútbol americano. Excederse en los ejercicios de incorporación del tronco también podría producir puntos de activación en este músculo por la misma razón. Un ejemplo de sobrecarga sostenida sería la de estar sentado durante largo rato con las rodillas una contra otra, más elevadas que las caderas, o tenderse en posición fetal durante largo rato sin moverse.

Cuando hay puntos de activación en la parte superior del iliopsoas, el dolor se remite verticalmente a lo largo de las vértebras de la región lumbar. El dolor será de un solo lado, el del músculo afectado. Es mucho más intenso cuando uno está de pie y se alivia cuando se acuesta con las caderas y rodillas dobladas. Cuando hay puntos de activación en las partes inferiores del iliopsoas, el dolor se siente en la ingle y la parte delantera de la parte superior del muslo. Cuando el iliopsoas está muy restringido no es posible mantenerse en posición erguida.

Palpar el iliopsoas es difícil, pero no imposible. Para localizar la parte superior del iliopsoas, tiéndase boca arriba. Doble las rodillas y apoye los pies en el suelo. Mueva las dos rodillas a un lado, *alejándolas* del dolor. Al tenderse de esta manera podrá palpar por debajo de algunos de los contenidos abdominales para trabajar sobre el iliopsoas. Coloque las manos a nivel del ombligo y luego muévalas un par de pulgadas hacia un lado, hacia el borde exterior del músculo recto del abdomen (página 113). Haga presión firmemente hacia abajo y hacia dentro, hacia la línea media del cuerpo para palpar las bandas tensas del iliopsoas. Las bandas tensas pueden estar sensibles y parecer al tacto gruesas como cuerdas. Presione profundamente a lo largo de la banda, desde la zona justo por debajo del ombligo hasta el ligamento inguinal.

Tiéndase boca arriba con las rodillas alzadas y palpe en busca de puntos de activación a lo largo de la parte interior del borde de la pelvis. Esta vez no tendrá que echar las rodillas a un lado. Busque el ligamento inguinal en la zona de la ingle (vea las instrucciones relativas a los aductores, página 144). Siga el ligamento inguinal hacia arriba hasta encontrar su inserción en la pelvis, el hueso coxal. Ahueque los dedos alrededor del hueso, tratando lo mejor posible de hacer presión directamente hacia abajo y luego hacia dentro en el

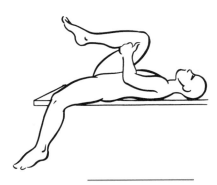

Estiramiento 1: Iliopsoas

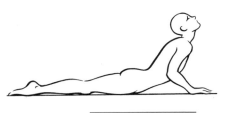

Estiramiento 2: Iliopsoas

borde interior con las yemas de los dedos. Allí encontrará puntos de activación que refieren el dolor hacia la ingle. También puede liberar los puntos de activación del iliopsoas si aplica presión directa en la parte del ligamento inguinal que está más cerca del hueso coxal.

Para localizar el punto de activación que refiere el dolor a la parte delantera del muslo, debe localizar el triángulo femoral (página 145). Las bandas tensas del iliopsoas se pueden palpar sobre la parte exterior del suelo del triángulo femoral. Aplique una suave presión en la zona para liberar el punto de activación. Recuerde que dentro de este triángulo hay muchas estructuras delicadas, por lo que debe proceder con cuidado cuando comprima esta región.

Al igual que con todos los músculos, es necesario el estiramiento para alcanzar la completa liberación. Acuéstese en el borde de una cama o una mesa y deje que la pierna del lado que le duele cuelgue del borde. Flexione el muslo y la pierna del otro lado para mantener la pelvis apoyada por completo en la mesa. Deje que la gravedad estire la pierna hacia el suelo. Mantenga esta posición y cuente hasta veinte o treinta.

Puede extender el iliopsoas tendiéndose boca abajo en el suelo. Coloque las manos, con las palmas hacia abajo, junto al tórax. Eleve el torso soportando el peso con sus brazos. Arquee la cabeza y el cuello hacia arriba, manteniendo las caderas, piernas y pies relajados en el suelo. Mantenga el estiramiento y cuente hasta veinte o treinta. Para terminar el estiramiento, relaje los brazos y doble los codos de forma que el cuerpo vuelva lentamente a la posición inicial.

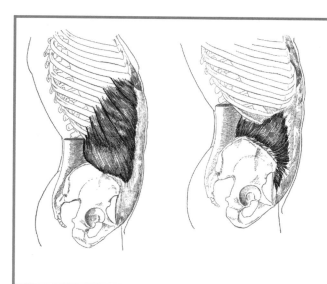

Los músculos abdominales

Transverso del abdomen
Oblicuo externo
Oblicuo interno

Abdominales y puntos de activación
Izquierda: Oblicuo externo
Derecha: Oblicuo interno

LOS MÚSCULOS ABDOMINALES—el transverso del abdomen, el oblicuo interno, el oblicuo externo y el recto del abdomen—se encuentran en el frente y los lados del torso. Junto con los músculos de la pared abdominal posterior —el cuadrado lumbar y el iliopsoas—forman una envoltura, una funda, que contiene muchos de los órganos principales del cuerpo y los tejidos que los conectan. El hígado, vesícula biliar, estómago, intestino delgado, intestino grueso, bazo, páncreas y riñones se encuentran dentro de esta envoltura. Los lados y una parte del frente de la envoltura están formados por el transverso del abdomen y los oblicuos interno y externo. La línea media de la envoltura está formada por el recto del abdomen y la parte de atrás, por el psoas y el cuadrado lumbar. El diafragma conforma el límite superior de la envoltura. Estos músculos, en conjunto con el diafragma, contribuyen al funcionamiento de los órganos al proporcionarles sostén, protección y compresión durante la actividad y la respiración. Los músculos abdominales constan de varias capas y las distintas orientaciones de las fibras producen los distintos movimientos que realiza el torso.

El transverso del abdomen es el más profundo de los cuatro músculos abdominales. Sus fibras se orientan en una posición casi horizontal, de atrás hacia delante, y se insertan en la espalda en las vértebras lumbares por medio de un tendón ancho y plano y por los costados en la mitad inferior de la caja torácica y la parte superior de la pelvis. El músculo se inserta por la parte delantera del cuerpo en el hueso púbico y está unido con lo que se denomina la línea alba, el tendón vertical de la línea media que conecta todos los músculos abdominales. (Ésta es depresión en la línea media de la codiciada

Dolores en el torso

apariencia de "tabla de lavar" o "tableta de chocolate" que presentan los músculos abdominales cuando están muy desarrollados.)

El oblicuo interno se encuentra superficialmente sobre el transverso. Sus fibras se insertan en la línea alba y van en sentido oblicuo hacia la parte exterior del cuerpo, donde se conectan con la parte superior de la pelvis y las costillas inferiores. El oblicuo externo es el músculo más superficial en los costados del cuerpo. Sus fibras se orientan oblicuamente hacia la línea media. (Si coloca la mano en el bolsillo de una chaqueta de béisbol, los dedos tendrán aproximadamente la orientación de las fibras del oblicuo externo.) El oblicuo externo conecta la parte delantera de la mitad inferior de la caja torácica y la línea alba.

El transverso, en conjunto con el oblicuo, hace que se comprima el abdomen y que el tronco rote y se doble hacia los lados. Este músculo actúa cuando uno "pega" el ombligo a la columna vertebral, como debe hacerse al ejercitar los músculos del tronco o al practicar el método Pilates. Al hacer abdominales oblicuos, en las que se lleva el codo hasta la rodilla opuesta, los oblicuos interno y externo son los músculos que se usan para rotar e inclinar el torso hacia el lado.

Pueden surgir puntos de activación en los oblicuos debido al uso excesivo o la distensión. Entran en esta categoría el giro vigoroso o sostenido del torso y el considerable esfuerzo muscular que se experimenta durante el parto. Pueden surgir puntos de activación cuando existe una disfunción o enfermedad de los órganos abdominales, cirugía abdominal o cicatrices quirúrgicas abdominales. La mala postura o la respiración incorrecta pueden provocar puntos de activación en los oblicuos.

La disfunción digestiva o genitourinaria es un síntoma más común de puntos de activación en los abdominales que el dolor muscular. Cuando hay puntos de activación en los tres músculos, pueden producirse acidez y dolor en la parte superior del estómago. Los puntos de activación pueden ser causantes de gases, hinchazón e indigestión. Cuando se encuentran en el oblicuo interno, producen espasmos del esfínter urinario y la orina frecuente o la retención de la orina. Los puntos de activación también pueden provocar dolor en la ingle y en los testículos en los hombres y calambres menstruales en las mujeres.

Es importante que consulte a su médico si presenta alguno de estos síntomas. Pero también lo es recordar que, si las pruebas médicas revelan que el funcionamiento de sus órganos es normal y sus síntomas no responden al tratamiento médico, debe palpar hasta encontrar puntos de activación en los músculos abdominales. Trabaje sobre ellos, libérelos y vea cómo responde.

El oblicuo y el transverso son difíciles de distinguir entre sí cuando uno está palpando en busca de puntos de activación. Tiéndase boca arriba con la cabeza en una almohada baja. Comenzando por el borde inferior de las costillas, aplique masaje hacia abajo, desde los costados del abdomen hasta la cresta de la pelvis y la ingle. Palpe hasta encontrar zonas de tejido muscular que están sensibles y tensas y se sienten como bandas estiradas. Palpe hasta encontrar puntos sensibles dentro de esas bandas. Tome su tiempo y trate de examinar los abdominales en todo el torso, buscando esas bandas tensas. Cuando los encuentre, presione con los dedos para liberarlos. Si inhala mientras hace presión sobre la banda, la presión hacia afuera de la aspiración opondrá alguna resistencia a la presión. Esto contribuirá a liberar la banda.

Siga estas sesiones con ejercicios de estiramiento. Para estirar el oblicuo y el transverso, póngase de pie con la espalda a unas doce pulgadas de una pared. Gire la parte superior del cuerpo y coloque las palmas de las manos sobre la pared. Mantenga la posición y cuente hasta quince o veinte. Repita el estiramiento, torciendo esta vez su cuerpo hacia el lado contrario.

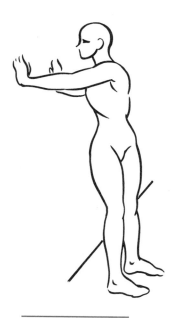

Estiramiento: Los oblicuos y el transverso del abdomen

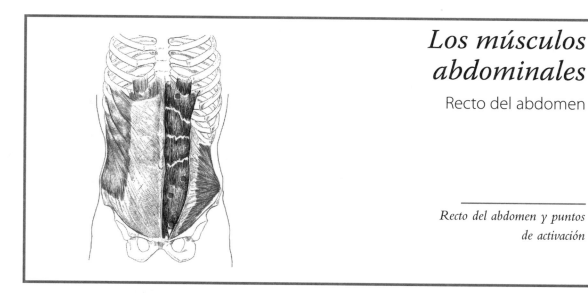

Los músculos abdominales
Recto del abdomen

Recto del abdomen y puntos de activación

EL RECTO DEL ABDOMEN se inserta en el hueso púbico, desde el extremo inferior del esternón y las costillas adyacentes. Cuando está bien desarrollado, este músculo crea la apariencia de "tabla de lavar" o "tableta de chocolate".

Dolores en el torso

El recto del abdomen flexiona el torso hacia adelante; en él pueden presentarse puntos de activación debido al uso excesivo o la distensión. Las cicatrices resultantes de cirugías abdominales también pueden producir puntos de activación en el recto del abdomen. Los puntos de activación pueden surgir además cuando existe una disfunción o enfermedad de cualquier órgano abdominal. Si el dolor va acompañado de problemas relacionados con el apetito, la digestión o la evacuación, lo mejor es que consulte con su médico.

Cuando hay puntos de activación en las secciones superiores del recto del abdomen, podría experimentar dolor por todo el medio de la espalda; los puntos de activación en las secciones inferiores del recto del abdomen pueden producir dolor en toda la parte inferior de la espalda. El dolor puede experimentarse también en la parte baja del abdomen, del mismo lado que los puntos de activación. Además de dolor, son bastante comunes los síntomas digestivos como la acidez, distensión abdominal, gases, náuseas y calambres en la parte baja del abdomen. Los calambres menstruales también están vinculados con puntos de activación en el recto del abdomen.

Para localizar puntos de activación y bandas tensas en el recto del abdomen, tiéndase boca arriba con la cabeza en una almohada delgada. Aplique un masaje de un lado a otro de las bandas verticales de tejido muscular a ambos lados de la línea media del cuerpo, comenzando justo por debajo del esternón y avanzando hacia el hueso púbico. Palpe hasta encontrar bandas tensas con puntos sensibles. Haga presión hacia dentro de una banda tensa; respire lentamente y permita que el movimiento de la musculatura hacia afuera oponga una leve resistencia a la compresión que usted aplica.

Siga estas sesiones con ejercicios de estiramiento. Tiéndase boca abajo en el suelo con las palmas hacia abajo al nivel del tórax. Alce la parte superior del cuerpo, sosteniendo su peso con los brazos. Arquee la cabeza y el cuello hacia arriba, manteniendo las caderas, piernas y pies relajados en el suelo. Mantenga esta posición y cuente hasta quince o veinte. Libere el estiramiento doblando los codos y haciendo bajar lentamente la parte superior del cuerpo.

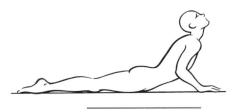

Estiramiento: Recto del abdomen

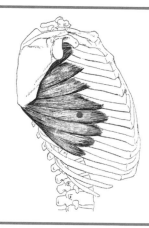

Serrato anterior

Serrato anterior y puntos
de activación

EL SERRATO ANTERIOR conecta el omóplato con la caja torácica, y se inserta en el borde interior del omóplato y en el costado de la caja torácica sobre las ocho o nueve primeras costillas. El serrato anterior se asemeja a pequeños dedos de tejido muscular que se interconectan con las fibras del oblicuo externo a un lado de la caja torácica. Cuando el serrato anterior se contrae, hace que el omóplato se mueva hacia adelante dentro de la caja torácica. También contribuye a estabilizar el omóplato en acciones de empuje como las planchas. Las personas cuyos omóplatos parecen como alas que se alejan de la caja torácica tienen debilitado el serrato anterior.

Correr demasiado o a una velocidad excesiva distiende el serrato anterior y produce puntos de activación; uno de los síntomas vinculados con puntos de activación en el serrato es la sensación de "punzada en el costado" que uno siente a veces cuando respira profundamente mientras corre. El serrato anterior también se distiende al hacer planchas o flexiones en barra o al levantar objetos pesados por encima de la cabeza. Los culturistas que usan grandes pesos para lograr un mayor volumen muscular son susceptibles de presentar puntos de activación en el serrato. La tos intensa también puede producir el mismo efecto.

Cuando hay puntos de activación en este músculo, el dolor se experimenta a los lados de la caja torácica y entre la columna vertebral y el omóplato, cerca del borde inferior del omóplato. El dolor puede irradiar por toda la parte interior del brazo hasta el meñique y el anular. Puede ser intenso y persistente pero generalmente el movimiento no influye en él en absoluto. La falta de aire—la sensación de no poder respirar sin dolor porque no puede expandir el tórax—es un síntoma vinculado con puntos de activación en el serrato anterior.

Dolores en el torso

Pueden surgir puntos de activación en cualquiera de las tiras musculares del serrato anterior, por lo que debe palpar el músculo minuciosamente. Acuéstese sobre el lado que no le duele, con la cabeza apoyada en una almohada. Apoye el brazo sobre la cabeza. Coloque las yemas de los dedos de la otra mano en la axila del lado que va a palpar. La palma de la mano debe quedar plana contra el lado de la caja torácica. Palpe las tiras superiores del serrato anterior con las yemas de los dedos y luego baje la mano lentamente, costilla por costilla, palpando las tiras de tejido muscular y buscando bandas tensas y puntos sensibles. El punto de activación más común se encuentra al mismo nivel del pezón, pero inspeccione el músculo de la forma más minuciosa posible para asegurarse de encontrar los puntos de activación.

Podrá liberar los puntos de activación con la presión de las yemas de los dedos. No tendrá que hacer demasiada presión, pues el músculo no es muy grueso. Respire adecuadamente mientras hace presión sobre el punto de sensibilidad dolorosa y espere a que se libere suavemente. Repita este proceso varias veces al día hasta que ya no sienta más puntos sensibles en el músculo.

Para estirar el serrato después que haya trabajado sobre él, siéntese en una silla y coloque el brazo del lado que le duele sobre el espaldar de la silla, sosteniéndose del asiento con la otra mano para no caerse. Gire lentamente el torso en la dirección opuesta al brazo que está apoyando en el espaldar de la silla. Mantenga esta posición contando sin prisa hasta veinte y luego relájese.

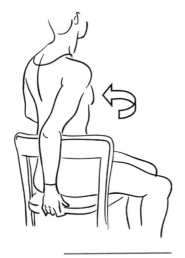

Estiramiento: Serrato anterior

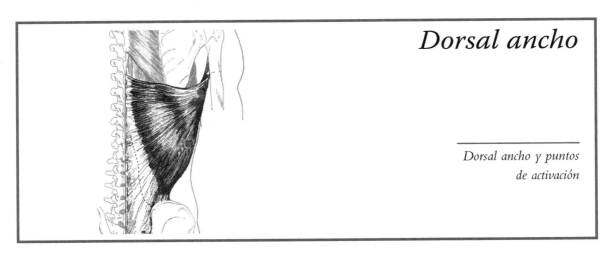

Dorsal ancho

*Dorsal ancho y puntos
de activación*

EL DORSAL ANCHO es un músculo ancho y delgado que cubre la parte baja y media de la espalda y se vuelve más grueso a nivel de la axila. El pectoral mayor forma la pared delantera de la axila y el dorsal ancho forma la pared trasera. El dorsal ancho hace que el brazo realice el movimiento de bajar y acercarse al tórax y de extenderse por detrás de la línea del cuerpo. Piense en la natación estilo libre. Ese movimiento hacia adelante y hacia abajo se debe al esfuerzo de los dorsales.

Piense en lo mucho que se usan estos músculos en los deportes (levantamiento de pesas, esquí, senderismo, gimnástica, natación, tenis, baloncesto, lanzamiento en el béisbol y otros deportes) el movimiento consistente en bajar el brazo y acercarlo al tórax se utiliza en muchas acciones en los deportes. Pueden surgir puntos de activación como consecuencia del uso excesivo de estos músculos durante las acciones descritas o al usarlos para sostener un peso con los brazos extendidos. Vuelva a pensar en el bailarín; cuando transporta por todo el escenario a su compañera de baile por encima de la cabeza está sosteniendo un peso con sus brazos extendidos, lo que somete sus dorsales a un esfuerzo bastante intenso.

El dolor vinculado con los puntos de activación en el dorsal ancho es una sensación muy molesta en la parte baja del omóplato y la zona circundante de la mitad de la espalda que no cambia ni con la actividad ni con el descanso. También puede haber dolor hacia arriba por la parte trasera del hombro y por el lado interior del brazo, de ser posible, hasta el dedo anular y el meñique. Quizás tampoco pueda extender los brazos hacia adelante o hacia arriba sin dolor.

Los puntos de activación más comunes en el dorsal ancho se encuentran en la masa muscular que forma la pared trasera de la axila. Extienda una mano por debajo del brazo opuesto y palpe hasta encontrar el borde exterior anguloso del omóplato. Puede agarrar con el pulgar y los otros dedos la masa muscular que se encuentra justo al lado de ese borde. Los puntos de activación del dorsal ancho pueden encontrarse en la parte trasera de esa masa muscular. Puede masajearlos con los dedos o puede usar una pelota pequeña para comprimir el músculo. Tiéndase en el suelo y coloque la pelota entre el omóplato y el suelo. Relájese y respire mientras deja que la gravedad haga recaer el peso de su cuerpo contra la pelota, comprimiendo el punto de activación.

Para estirar el dorsal ancho, estire los dos brazos hacia arriba. Agarre la muñeca de la mano del lado que le duele con la otra mano. Estire la muñeca y el brazo en sentido opuesto al lado que le duele, doblando el torso hacia ese lado. Mantenga esta posición y cuente hasta diez o quince.

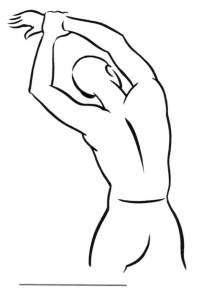

Estiramiento: Dorsal ancho

Dolores en el torso

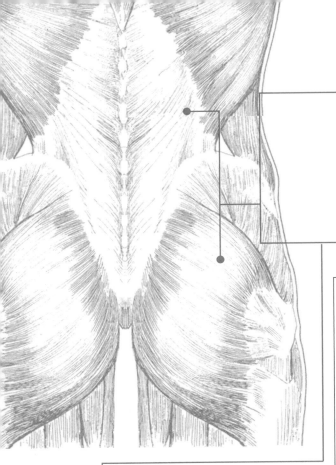

Dolor lumbar y dolor de glúteos, caderas y muslos

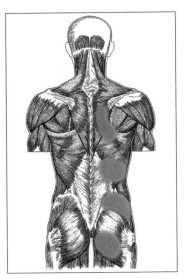

Patrón de dolor: Erectores espinales

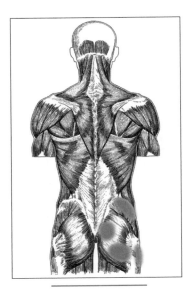

Patrón de dolor: Cuadrado lumbar

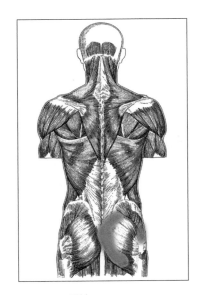

Glúteo mayor

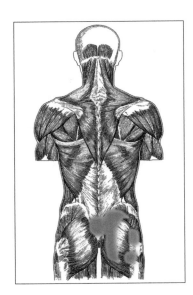

Glúteo medio

Patrón de dolor: Glúteos

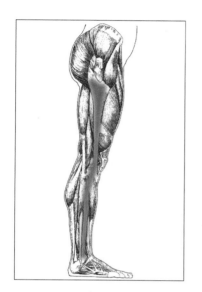

Glúteo menor

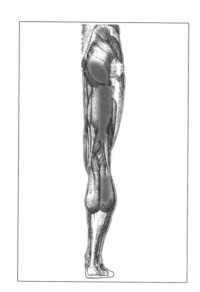

Glúteo menor

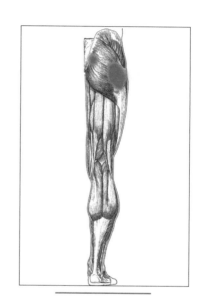

Pain pattern: Piriformis

Patrón de dolor: Glúteos

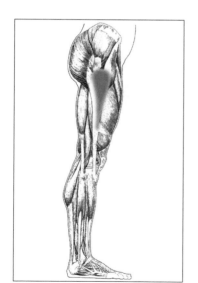

Patrón de dolor: Tensor de la fascia lata

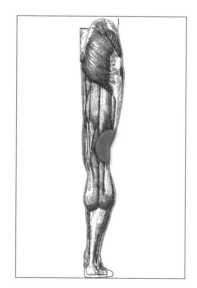

Bíceps femoral

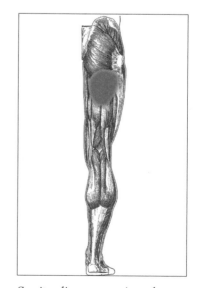

Semitendinoso y semimembranoso

Patrón de dolor: Isquiotibiales

Los dolores en la región lumbar, glúteos, caderas y piernas son algo que, desafortunadamente, la mayoría de los adultos hemos experimentado. Y una vez que se ha experimentado, no se olvida. El dolor de espalda es una de las principales causas de inactividad forzosa para los adultos; es tan común como los resfriados. Pese a que los músculos tratados en esta sección están implicados en casi todas las actividades concebibles, la mayor parte del tiempo no se les presta atención como causantes de ciática, término utilizado para describir la ubicación del dolor en los glúteos, muslos y/o piernas. Los numerosos músculos que se encuentran en la zona de la espina lumbar o la parte inferior de la espalda y que forman la masa muscular de los glúteos y caderas están implicados en los dolores en esta región más comúnmente de lo que por lo general se supone. Estos músculos están implicados en gran parte de los esfuerzos intensos que hacemos: flexionar, levantar, excavar, pasar la aspiradora. Sufren sobrecargas debido a posiciones desmañadas, por ejemplo, la de torcer el cuerpo hacia un lado para levantar un objeto del suelo. Se ven sobrecargados al estar de pie o sentado por mucho tiempo, transportar una carga demasiado pesada y también llevar una pesada carga emocional. Los músculos en esta región se ven sometidos a estrés por la mala postura al estar de pie o sentado y por los efectos en la postura a medida que envejecemos.

Para quienes somos deportistas y bailarines, la región lumbar y las caderas son una fuente de energía y vigor. La estabilidad lograda gracias a los músculos de la espalda y la fuerza de los músculos de los glúteos y caderas proporcionan la energía, velocidad y precisión que permiten un rendimiento óptimo. Queremos estar activos, movernos, fortalecernos y perfeccionarnos en nuestros deportes preferidos. Desafortunadamente, estos esfuerzos son los que a menudo hacen que esos músculos sufran lesiones por uso excesivo: correr o practicar deportes con demasiada intensidad o por demasiado tiempo; torcer el cuerpo una y otra vez para perfeccionar el swing en el golf; hacer esfuerzos que se exceden un tanto de nuestra capacidad.

Algunos somos "guerreros de fin de semana". Nos ocupamos en

estar "productivos" durante toda la semana y por ese motivo pasamos demasiadas horas sentados, no comemos bien y no dormimos lo suficiente. Muchos de nosotros no nos encontramos en las mejores condiciones físicas. Creemos que podemos hacer mucho más de lo que podemos—es como si nuestras mentes permanecieran en los veinte y treinta años aunque nuestros cuerpos ya estén en los cuarenta y cincuenta años. Los músculos se nos tornan sensibles y débiles. Aún así, al llegar el fin de semana nos dedicamos a un agotador juego de softball o varios set de tenis, obligando a nuestros cuerpos a rendir lo más que pueden. Sobrecargar de esta manera un músculo no acondicionado es una de las formas más comunes de lesionarse.

Hay otras causas de lesiones que no tienen nada que ver con los deportes y son experiencias que todos también tenemos en un momento u otro. El uso excesivo puede ser consecuencia de palear nieve o excavar en un jardín o de la carga repetida de objetos pesados o en posturas desmañadas. El trauma producido por las caídas o accidentes automovilísticos puede producir lesiones de los músculos de la espalda y la cadera. Además, del mismo modo que el exceso de actividad puede acarrear problemas, la inmovilidad también puede afectar los músculos, pues puede dar lugar a puntos de activación. Cuando no es porque estamos haciendo largos viajes en avión o pasando muchas horas frente a una computadora, es porque tenemos que pasarnos mucho tiempo confinados a un sofá para recuperarnos de una lesión. La inmovilidad tiende a acortar y debilitar los músculos de la espalda y la cadera.

Si bien ocasionalmente uno puede identificar el suceso específico que ha ocasionado el dolor en la espalda, a veces no es posible hacerlo.

Dolor lumbar y dolor de glúteos, caderas y muslos

Más de una vez habrá oído a alguien decir: "¡Pero si no hice nada! ¡Simplemente me encorvé sobre el lavabo para cepillarme los dientes y me dio un tirón en la espalda!" Es que el cuerpo ha reaccionado al fin a una acumulación de estrés o distensiones musculares.

La lista de causantes de dolores en esta región del cuerpo es muy diversa, y va desde la sobrecarga física hasta la falta de esfuerzo. El remedio está en la atención y acondicionamiento de los músculos a lo largo del día y de nuestras vidas, independientemente de que seamos o no deportistas. El estiramiento y fortalecimiento son extremadamente importantes a medida que avanzan nuestras vidas. Si queremos movernos con comodidad en la tercera edad, tenemos que movernos asiduamente durante todos nuestros años.

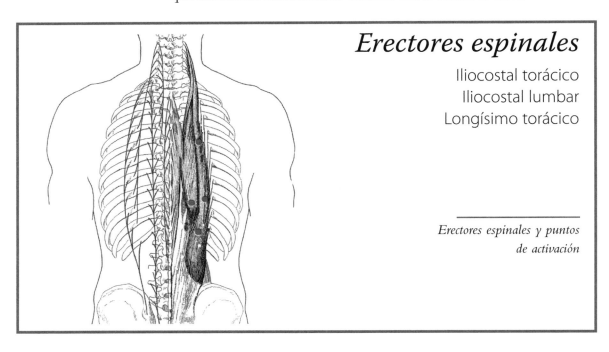

Erectores espinales

Iliocostal torácico
Iliocostal lumbar
Longísimo torácico

*Erectores espinales y puntos
de activación*

EL GRUPO DE LOS ERECTORES ESPINALES es el más superficial de los músculos paraespinales, los cuales se encuentran a ambos lados de la columna vertebral. Se considera que en este grupo es donde están los "verdaderos" músculos de la espalda. La función de los erectores espinales consiste en mantener la postura erguida y mover y proteger la columna vertebral.

Los erectores espinales se extienden desde una sola inserción ancha en el sacro, la parte superior de la pelvis, y desde cada una de las cinco vértebras lumbares en la parte inferior de la espalda hasta cada una de las costillas y las vértebras adyacentes a ellas, las vértebras torácicas. Cuando estos músculos trabajan bilateralmente, enderezan

Dolor lumbar y
dolor de glúteos,
caderas y muslos

la espalda y extienden la columna vertebral; cuando sólo actúa una de las partes, funcionan junto con los abdominales para doblar el torso hacia el lado.

La causa más común de puntos de activación en los erectores espinales es la sobrecarga de los músculos por distensiones debido al levantamiento de objetos sin usar la técnica adecuada. La flexión de las caderas hacia adelante para levantar un objeto del suelo, en lugar de alcanzarlo con las rodillas dobladas, somete estos músculos a una carga excesiva. El esfuerzo que suponen la evacuación intestinal y la tos también produce una fuerte contracción de los erectores espinales. El erector espinal se encuentra en un continuo estado de contracción en las personas cuya región lumbar presenta un arco muy pronunciado. Esta sobrecarga crónica puede producir puntos de activación. La inmovilidad también puede producir puntos de activación en el erector espinal: mantenerse sentado durante largo rato sin tomar un descanso puede provocar el surgimiento de puntos de activación. Independientemente de si uno está sentado ante un escritorio o en un avión, es importante mover el cuerpo periódicamente para atajar la restricción de los erectores espinales.

Los puntos de activación pueden surgir prácticamente en cualquier nivel del músculo. El dolor que se produce puede estar o cerca del punto de activación o estar referido desde otro sitio más alejado del punto, en alguna parte del músculo. Los puntos de activación en la parte inferior de la espalda de los erectores espinales tienden a referir el dolor a la región lumbar y los glúteos; los puntos de activación en la parte del músculo que se encuentra en la caja torácica tienden a referir el dolor más hacia arriba en la espalda. Algunos puntos de activación incluso producen dolor tanto en la parte trasera del torso como en su parte delantera. El dolor suele estar acompañado por la restricción del movimiento. Es posible que tanto la flexión hacia adelante como hacia los lados resulten incómodas. Si tiene puntos de activación a ambos lados de los erectores espinales a nivel de la costilla inferior, es posible que le resulte incómodo levantarse de una silla o subir escaleras.

La manera más fácil de tratar sus propios puntos de activación consiste en acostarse sobre una pelota de tenis. Puede crear un conveniente dispositivo de tratamiento si coloca dos pelotas de tenis dentro de un calcetín y ata el calcetín para que las pelotas se mantengan juntas. Tiéndase en el suelo y coloque las pelotas, una

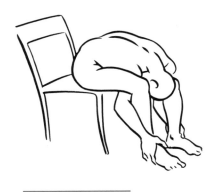

Estiramiento 1: Erector espinal

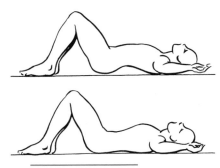

Estiramiento 2: Erector espinal

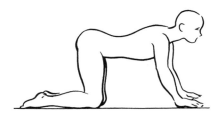

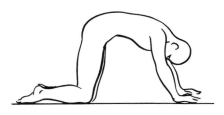

Estiramiento 3: Erector espinal

a cada lado de la columna vertebral, al nivel del punto de activación. Relájese y simplemente deje que la gravedad haga su parte. La respiración profunda ayuda a relajar el músculo. Cada vez que exhale, deje que su cuerpo recaiga más aún sobre las pelotas de tenis. Manténgase sobre un punto durante varios minutos y luego mueva las pelotas a otro nivel de la columna vertebral. Quizás tome algún tiempo, pero el músculo se irá relajando lentamente.

Siga con ejercicios de estiramiento. Empiece por el que le parezca más fácil y luego prosiga con los otros dos.

1. Siéntese cómodamente en una silla con los pies apoyados por completo en el suelo. Doble el torso hacia el suelo, extendiendo los brazos hacia adelante y hacia abajo. Lo más importante es dejar que la cabeza y el cuello caigan hacia abajo y queden colgando sin esfuerzo. Mantenga esta posición y cuente hasta veinte o treinta. Vuelva a levantarse lentamente hasta ocupar la posición sentada.

2. Tiéndase boca arriba. Doble las rodillas y apoye las plantas de los pies en el suelo. Exhale y deje caer lentamente la parte inferior de la espalda hacia el suelo. Manténgase así contando hasta cinco y luego relájese. Repita esto varias veces, pero asegúrese de no contraer el abdomen ni retraer la pelvis.

3. Apóyese sobre las manos y rodillas. Arquee la espalda hacia abajo, alzando la cabeza y los glúteos. Mantenga esta posición y cuente hasta cinco. Luego arquee la espalda hacia arriba, con la cabeza y la rabadilla hacia el suelo. Vuelva a mantener la posición y cuente hasta cinco. Alterne de tres a cuatro veces entre estos dos movimientos.

Después del tratamiento y los estiramientos, use una almohadilla térmica húmeda o tome un baño caliente para hidratar el músculo. ¡Esto le ayudará enormemente! Si está usando una almohadilla térmica húmeda, tiéndase boca abajo y coloque una almohada debajo de los tobillos. Esto hará que las rodillas se doblen levemente y lo ayudará a aliviar la presión de la región lumbar.

Dolor lumbar y
dolor de glúteos,
caderas y muslos

EL CUADRADO LUMBAR es uno de los músculos más comúnmente implicados en la lumbalgia; de hecho, es el músculo que más comúnmente causa dolores en la región lumbar. Este músculo pequeño y profundo se encuentra en la parte baja de la espalda. Sus inserciones superiores se encuentran en la diminuta costilla flotante en la parte más baja de la caja torácica y en los lados de las cuatro primeras vértebras lumbares. Su inserción inferior es en la parte superior de la pelvis, la cresta ilíaca.

El cuadrado lumbar estabiliza la espina lumbar cuando uno está de pie. Cuando se contrae, dobla la espina lumbar a un lado y eleva la cadera. Está activo durante la respiración, pues mantiene la caja torácica en su lugar al inhalar. Está particularmente activo durante la exhalación forzada o al toser o estornudar.

La sobrecarga del músculo suele ser un causante de puntos de activación en el cuadrado lumbar. La acción de doblar el cuerpo hacia un lado y al mismo tiempo levantar algún objeto es un instigador común, y también lo es la simple acción de flexionar y torcer el cuerpo al mismo tiempo. Levantar un objeto pesado en una posición desmañada puede sobrecargar el cuadrado lumbar. Los puntos de activación en el cuadrado lumbar son extremadamente comunes como consecuencia del trauma producido por un accidente automovilístico. Practicar el jogging o caminar sobre una superficie sesgada, como las carreteras con pendiente transversal aguda o las playas, donde un lado es más alto que el otro, pueden provocar la restricción del músculo cuadrado en el costado del cuerpo que va por la parte más elevada del camino. Dado que el declive ladea las caderas, el cuadrado lumbar se contrae más en un lado que en el otro. La misma situación ocurre con el cuerpo de una mujer cuando ésta usa un brazo para cocinar mientras sostiene a su bebé, ya crecido, sobre la cadera opuesta. (¡Cuántas madres, incluida yo misma, hemos hecho esto!) Y el juego de golf, con sus repetidos y vigorosos movimientos de flexión, torsión y rotación hacia el lado opuesto, es una fórmula clásica para que surjan puntos de activación en el cuadrado lumbar.

Cuando hay puntos de activación en el cuadrado lumbar, el dolor se siente en la pelvis. Un grupo de puntos de activación produce dolor en la cresta ilíaca y la cadera; otro produce dolor a los lados del sacro y profundamente en el centro del glúteo. El dolor puede sentirse también en la ingle.

Cuando hay puntos de activación en el músculo cuadrado el dolor puede ser profundo, intenso e implacable. El dolor es peor al estar de pie. Tal necesite sostener el peso del cuerpo con los brazos para poder darse la vuelta en la cama o levantarse de la cama o de una silla o ponerse de pie. Tal vez no pueda doblarse hacia adelante sin dolor. Si el dolor es muy intenso, puede conseguir un poco de alivio, suficiente como para mantenerse de pie o caminar, si hace presión sobre la parte superior de la pelvis mientras está de pie. Haga presión hacia adentro y luego hacia abajo con las manos y brazos.

Si tiene puntos de activación en el cuadrado lumbar es posible que, además de dolor, note que una pierna se le ha puesto más corta que la otra. El músculo cuadrado eleva la cadera, es decir, tira de ésta hacia arriba. Cuando el músculo está acortado y tiene puntos de activación, ese tirón produce la apariencia de que la pierna en cuestión es más corta que la otra. Una vez que el músculo se libera, desaparece la discrepancia en la longitud de las piernas.

El cuadrado lumbar se encuentra dentro de los tejidos blandos entre su última costilla y la parte superior de la pelvis. Puede aplicarle masaje mientras está de pie pero es más fácil de palpar si está acostado. Acuéstese sobre el lado que no le duele, con una almohada delgada debajo de la cabeza y otra debajo de la cintura, entre la parte superior de la pelvis y las costillas. Coloque las piernas de modo que la rodilla más alta sobresalga por detrás de la rodilla más baja. Palpe el espacio blando entre la parte superior de la pelvis y las costillas inferiores. Use el dedo pulgar para localizar la parte superior de la pelvis, la cresta ilíaca. Siga la parte superior de la pelvis hacia la espalda, hasta la columna vertebral. Aquí es donde tendrá que encontrar las bandas tensas y sensibles del músculo cuadrado. Mientras lo hace, respire profundamente. Esto

Dolor lumbar y
dolor de glúteos,
caderas y muslos
■
126

activará el cuadrado lumbar, haciéndolo más fácil de identificar.

Haga presión hacia la columna vertebral para trabajar sobre el músculo cuadrado. A partir de ahí siga las bandas tensas hacia arriba, hasta la parte baja de la caja torácica. Haga presión directamente en las bandas tensas para liberarlas. Quizás sea necesario trabajar frecuentemente sobre el cuadrado lumbar, dos o tres veces al día durante varios días, hasta liberar por completo el músculo.

El estiramiento es sumamente importante para liberar el músculo cuadrado. Tiéndase boca arriba con los pies en el suelo y las rodillas dobladas. Cruce la rodilla de la pierna que no le duele sobre la rodilla de la pierna que le duele. Utilice la parte superior de la pierna para estirar la parte inferior en sentido opuesto al lado que le duele. Esta acción estirará los músculos restringidos que producen el dolor. Si tiene el dolor del lado derecho, cruce la pierna izquierda sobre la derecha y estire la pierna derecha hacia el lado izquierdo. Mantenga el estiramiento y cuente lentamente hasta quince o veinte. Repítalo varias veces al día.

También puede estirar el músculo cuadrado mientras está de pie, con la espalda a unas 12 pulgadas de la pared. Gire la parte superior del cuerpo y coloque los dos brazos sobre la pared detrás de usted.

Es muy común que surjan puntos de activación en los glúteos medio y menor (página 130) cuando hay puntos de activación en el cuadrado lumbar. Asegúrese de revisar estos músculos en busca de puntos de activación después que haya trabajado sobre el músculo cuadrado.

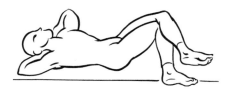

Estiramiento 1:
Cuadrado lumbar

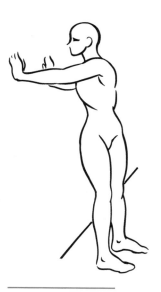

Estiramiento 2:
Cuadrado lumbar

Los glúteos
Glúteo mayor

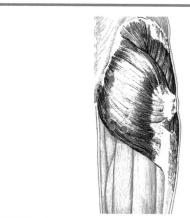

Glúteo mayor y puntos de activación

DE LOS TRES MÚSCULOS GLÚTEOS, el glúteo mayor es el que más nos viene a la mente cuando hablamos de "los glúteos". La evolución de estos músculos permitió que los humanos adoptáramos nuestra

Dolor lumbar y dolor de glúteos, caderas y muslos

típica postura erguida. El desarrollo del glúteo mayor, grande, grueso y carnoso, nos permitió adoptar la postura erguida, con lo que las manos quedaron libres y pudieron desarrollar la destreza manual que caracteriza a los humanos. El glúteo mayor se inserta en la pelvis por la parte de atrás de la cresta ilíaca y al lado del sacro y el cóccix. Se inserta en el fémur (el hueso largo del muslo) y la banda iliotibial, una ancha y delgada banda de fascia que va desde la parte superior del muslo hasta la rodilla.

El glúteo mayor extiende el muslo, una acción que se usa en actividades como la de subir escaleras, andar cuesta arriba y cuesta abajo y hacer arabescos y hace rotar lateralmente el muslo, de modo que la rodilla gire hacia afuera. Funciona a máxima intensidad durante actividades extenuantes como correr, saltar, subir escaleras y pendientes y levantarse de la posición sentada. Las contracciones del glúteo mayor controlan determinados movimientos: estar sentado, bajar escaleras, encorvarse y doblarse. Una interesante nota incidental: Cuando uno está de pie o camina los glúteos cubren el isquion pero, cuando uno está sentado en posición erguida, por ejemplo, en una silla de espaldar recto, los músculos se deslizan por encima del isquion para que no esté sentado sobre los glúteos. Cuando uno se sienta en una postura desgarbada, está sentado sobre los glúteos.

A menudo surgen puntos de activación en el glúteo mayor debido a un impacto directo (una caída) o a la sobrecarga muscular al tratar de impedir una caída. También pueden surgir de caminar cuesta arriba, particularmente en una posición en que el cuerpo esté inclinado hacia adelante—la postura que adoptan típicamente los senderistas al ascender por una ladera empinada. Nadar en estilo libre puede contribuir al surgimiento de puntos de activación en el glúteo mayor debido a la extensión enérgica y repetida de las piernas. El bailarín o bailarina que practican un arabesco o una postura también son susceptibles de presentar puntos de activación debido a las repetidas exigencias a que somete el músculo. La compresión del glúteo mayor al estar sentado en una postura desgarbada o por llevar una gruesa billetera en el bolsillo trasero contribuye también al surgimiento de puntos de activación.

Cuando se presentan puntos de activación en el glúteo mayor, el dolor se siente generalmente en el glúteo. Los puntos de activación cerca del sacro producen dolor exactamente en el sacro y en la parte del glúteo más próxima a éste. Un punto de activación más común,

Dolor lumbar y
dolor de glúteos,
caderas y muslos
■
128

que se encuentra justo encima del isquion (la tuberosidad isquiática), produce un dolor generalizado en el glúteo con sensibilidad en lo profundo del glúteo. Estar sentado puede ser tan incómodo que tal vez le parezca como si estuviera sentado sobre un cuchillo caliente. Un punto de activación más cercano a la rabadilla (el cóccix) al final del sacro produce dolor en ese mismo sitio. Si se presenta este punto de activación, el dolor en el cóccix empeorará al sentarse, aunque el cóccix no esté en contacto con la silla en absoluto. Cualesquiera de estos puntos de activación en el glúteo mayor acortan el músculo y hacen que sea muy difícil extender los brazos hacia abajo y tocar el suelo cuando está sentado en una silla.

Para determinar cuáles son los puntos de activación en el glúteo mayor, primero tendrá que localizar dos importantes partes de la osamenta: el sacro y las tuberosidades isquiáticas. El sacro es el hueso plano y triangular que se encuentra en la base de la columna vertebral. Las tuberosidades isquiáticas forman el isquion, los huesos sobre los que uno se sienta. Si coloca las palmas de las manos hacia arriba bajo sus glúteos cuando está sentado en una silla y luego mueve un poco las caderas hacia adelante y hacia atrás, sentirá moverse el isquion.

Determine cuáles son los puntos de activación de los glúteos, de pie o tendido sobre un costado. Luego tiéndase boca arriba para trabajar sobre los puntos de activación. El punto de activación más común generalmente se encuentra justo por encima del isquion. Palpe hasta encontrar el isquion y siga palpando hasta encontrar bandas tensas de tejido muscular justo por encima de éste. Una vez que haya localizado un punto sensible, coloque una pelota pequeña y dura, por ejemplo, una pelota de squash, justo encima de él, entre su cuerpo y el suelo. Relájese, respire y deje que la gravedad haga su parte. La presión liberará el punto de activación en un par de minutos. Seguidamente, revise la zona junto al sacro. Si hay puntos sensibles en el músculo en esa zona, repita el proceso con la pelota de squash. Puede hacer lo mismo con el punto de activación situado en el músculo justo al lado y por debajo de la rabadilla, el extremo inferior del sacro. Asegúrese de poner la pelota en contacto con el músculo, no con el cóccix. Si hay un punto de activación, sentirá la sensibilidad y podrá liberarlo del mismo modo que los otros dos.

Para estirar el glúteo mayor, tiéndase boca arriba. Agarre la parte de atrás de la rodilla del lado que le duele y llévela hacia arriba, hacia el hombro del mismo lado (homolateral). Manténgase así y cuente

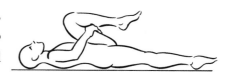

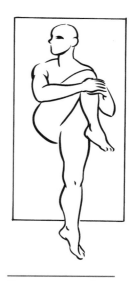

Estiramiento: Glúteo mayor (de la rodilla al hombro homolateral)

Estiramiento: Glúteo mayor (de la rodilla al hombro del lado opuesto)

Dolor lumbar y dolor de glúteos, caderas y muslos

hasta quince o veinte. Luego agarre la parte de arriba de la misma rodilla y llévela hacia el hombro opuesto. Mantenga esa posición y cuente también hasta quince o veinte. Haga los dos ejercicios de estiramiento periódicamente durante el día para estirar el glúteo mayor.

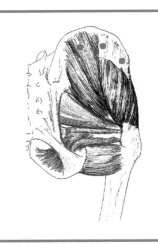
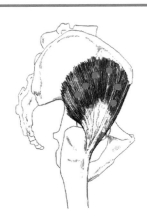

Los glúteos
Glúteo medio
Glúteo menor

Glúteos y puntos de activación
Izquierda: Glúteo medio
Derecha: Glúteo menor

EL GLÚTEO MEDIO Y EL GLÚTEO MENOR, los dos músculos glúteos más pequeños, están tan estrechamente alineados por lo que se refiere a su ubicación, función y autotratamiento, que resulta lógico abordarlos al mismo tiempo. Pero, cuando pensamos en los músculos que cubren los glúteos, estos dos músculos se encuentran a los lados de la pelvis—la cadera—uno encima del otro.

Para localizar el glúteo medio y el glúteo menor, coloque el talón de la mano en la cadera, encima del borde curveado de la pelvis, con el dedo del medio en línea con lo que vendría a ser la costura del lado de afuera de sus pantalones. Cuando uno tiene sus manos colocadas de esta manera, se encuentran sobre el glúteo medio y el glúteo menor. Estos músculos conectan la parte exterior de la pelvis, justo por debajo de su borde, con el trocánter mayor, la protuberancia en la parte superior del hueso largo del muslo (el fémur). Con las manos en esta posición las yemas de los dedos quedan sobre el trocánter mayor; puede sentir su movimiento al mover el muslo hacia adentro (al hacerlo rotar internamente) y hacia afuera (al hacerlo rotar externamente). El glúteo menor se encuentra justo por debajo del glúteo medio.

Los glúteos medio y menor son potentes abductores del muslo—hacen que el muslo y, por lo tanto, la pierna, se aparten del cuerpo. Sus fibras también hacen rotar el muslo hacia adentro y hacia afuera. Si camina un poco mientras mantiene las manos sobre estos dos

Dolor lumbar y
dolor de glúteos,
caderas y muslos
■
130

músculos los sentirá contraerse, primero de un lado y luego del otro, al trasladar su peso de una pierna a la otra. Los músculos realizan una función esencial: estabilizar la pelvis al caminar.

El uso excesivo, las distensiones y las lesiones en los deportes y la danza son importantes causas del desarrollo de puntos de activación en los glúteos medio y menor. Practicar el jogging o caminar sobre una superficie suave o arenosa, correr y bailar vigorosamente, como en los aeróbicos o en las danzas africanas, pueden producir lesiones por uso excesivo. Lo mismo puede suceder con el ballet y el Tai Chi u otras artes marciales que requieren sostener el peso del cuerpo sobre una pierna durante largo rato. El trauma de un impacto o una caída también puede dar lugar a puntos de activación. Llevar un objeto pesado de un lado del cuerpo puede distender los glúteos y producir puntos de activación. Tenderse en la posición fetal o estar sentado durante períodos prolongados con las piernas cruzadas o con las rodillas más elevadas que las caderas también puede ser problemático para estos glúteos. Es muy común que surjan puntos de activación en el glúteo medio y el glúteo menor cuando hay puntos de activación presentes en el cuadrado lumbar. Si encuentra puntos de activación en este músculo, palpe hasta encontrar puntos similares en el cuadrado lumbar (página 125).

Si bien los puntos de activación en los glúteos medio y menor surgen por lo general de la misma manera, existen ciertas diferencias entre sus patrones de dolor. Cuando se presentan puntos de activación en el glúteo medio, el dolor se siente por encima de la parte de atrás de la pelvis y el sacro. El dolor puede experimentarse por la parte exterior de los glúteos, ocasionalmente hasta la parte superior del dorso del muslo. Quizás sienta dolor al caminar, cuando se tiende boca arriba o sobre el lado que le duele o al estar sentado en una postura desgarbada.

Al igual que en el glúteo medio, los puntos de activación del glúteo menor producen dolor en los glúteos, pero también en el muslo y la pierna. Los puntos de activación en la parte trasera del músculo producen dolor desde la parte trasera del muslo hasta la parte de atrás de la pantorrilla. Los puntos de activación en la parte delantera del músculo se sienten por el costado del glúteo, la parte exterior de los muslos y la parte inferior de las piernas, y quizás incluso lleguen al tobillo. El dolor de los puntos de activación en el glúteo menor puede ser atroz. Quizás no pueda caminar sin cojear, ni levantarse de una

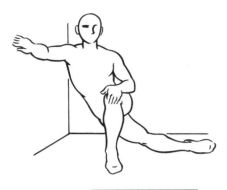

Estiramiento 1: Glúteo medio y glúteo menor

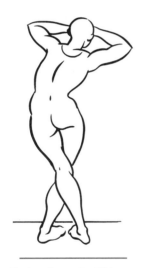

Estiramiento 2: Glúteo medio y glœteo menor

Dolor lumbar y dolor de glúteos, caderas y muslos

■

silla o darse la vuelta en la cama sin sentir dolor. La acción de cruzar una pierna sobre la otra puede resultar muy difícil debido a la restricción en el lado de la cadera que le duele.

La ubicación del dolor producido por el glúteo menor se parece mucho a lo que se conoce como ciática. El término *ciática* es una descripción de la presencia de dolor en la zona del glúteo, muslo y pierna—la ciática es un síntoma, no un diagnóstico. El dolor de la ciática puede deberse al pinzamiento o compresión del nervio. Los síntomas relacionados con la compresión de nervios pueden ser entumecimiento, hormigueo y pérdida de fuerza y/o función en la pierna y el pie. El dolor ocasionado por la presencia de puntos de activación es profundo e intenso; no hay pérdida de fuerza ni de función en la pierna y el pie. Las pruebas de diagnóstico realizadas por el médico le permitirán determinar si su dolor se debe al pinzamiento del nervio. En caso contrario, lo más probable es que se deba a puntos de activación.

La liberación de los puntos de activación en los glúteos medio y menor puede lograrse con el uso de una pelota de tenis u otro tipo de pelota dura y pequeña. Empiece por localizar las bandas tensas y puntos de activación. Acuéstese sobre el lado que no le duele, con las rodillas levemente dobladas. Aplique masaje en la cadera, en la zona debajo del borde de la pelvis y hacia abajo hasta la parte superior del hueso del muslo, para localizar bandas tensas y puntos sensibles. Cuando haya localizado puntos de activación, ruede sobre el lado que le duele y comprímalos con una pelota de tenis entre el cuerpo y el suelo. Deje que la gravedad haga su parte. Ruede su cuerpo sobre el aspecto delantero de la cadera para comprimir los puntos de activación en la parte delantera de estos glúteos. Sabrá cuando ha llegado al punto preciso, pues le dolerá muchísimo. Pero si mantiene la posición y respira y se relaja unos minutos, los puntos de activación y la sensibilidad dolorosa comenzarán lentamente a aliviarse.

Siga estas sesiones con ejercicios de estiramiento. Para mantener el equilibrio, apóyese en una pared o en una mesa. Cruce la pierna que le duele por detrás de la que no le duele. Doble la rodilla de la pierna que no le duele mientras aparta la otra del torso. Enfile el lado de la cadera que le duele hacia el suelo. Mantenga esta posición y cuente hasta veinte o treinta. Puede estirar los glúteos de ese lado en posición de pie si pone en punta el pie de la pierna que no le duele y lo cruza sobre el tobillo del lado que le duele. Doble la rodilla de la pierna que le duele contra la parte de atrás de la que no le duele y, al mismo tiempo, concentre su peso en el lado de la cadera que le duele. Si tiene restricción en la cadera sentirá el estiramiento entre la pelvis y la parte superior del fémur. Mantenga esta posición y cuente hasta quince o veinte; repítalo varias veces al día para que la liberación sea completa.

A menudo surgen puntos de activación en músculos que se encuentran dentro del patrón de dolor producido por otros músculos. El glúteo menor produce un patrón de dolor que cubre la pantorrilla. Esto puede provocar puntos de activación en el gastrocnemio (página 172) y el sóleo (página 175). Si su dolor se extiende por toda la pantorrilla, no olvide revisar estos músculos para asegurarse de que no haya puntos de activación también en ellos.

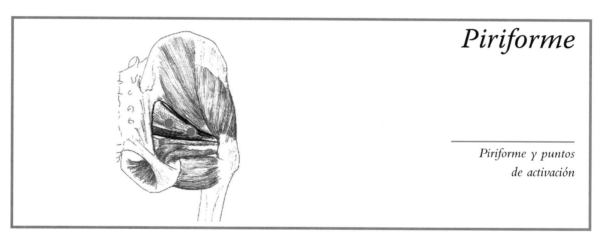

Piriforme

Piriforme y puntos de activación

EL PIRIFORME se encuentra en el glúteo, por debajo del glúteo mayor. Se inserta en el sacro, el extremo óseo en forma aplanada de la espina dorsal, y en el trocánter mayor, el extremo óseo superior del fémur (el hueso largo del muslo). Todo bailarín ha oído hablar del músculo piriforme. Es el que hace rotar lateralmente el muslo, lo que produce la rotación externa ("en dehor") a la que aspiran los bailarines. En comparación con cualquier otro deportista o persona activa, sólo los bailarines de ballet se mueven con los pies apuntando hacia paredes opuestas—esto es resultado de la contracción del músculo piriforme. El piriforme está muy activo al caminar rápidamente o correr y también en deportes que requieren cambios repentinos de dirección: fútbol americano, tenis, squash, fútbol tradicional y baloncesto. Los deportes y la danza producen gran estrés en el piriforme.

Dolor lumbar y dolor de glúteos, caderas y muslos

A menudo surgen puntos de activación en el piriforme en el caso de bailarines que tratan de mantener la posición "en dehor" de las piernas y pies. Mantienen el músculo contraído durante períodos prolongados. Esa rotación lateral del muslo también ocurre al conducir durante largos períodos y durante la actividad sexual. Tanto los corredores como los aficionados al jogging y los velocistas son susceptibles de presentar puntos de activación en el piriforme debido a la actividad muscular al correr. Pueden surgir puntos de activación debido a una sobrecarga ocasionada por un resbalón o por el esfuerzo de evitar una caída. Y el impacto directo de una caída puede producir puntos de activación en este músculo. La artritis de la cadera, un problema común en el deportista y el bailarín al envejecer, también puede dar lugar a puntos de activación. Cuando hay puntos de activación en el piriforme, el dolor se siente en la zona del sacro, glúteos y la articulación de la cadera. Puede extenderse por toda la parte trasera del muslo y hasta la región lumbar. El dolor aumenta al estar sentado o de pie y al caminar.

Cuando el piriforme presenta bandas tensas y puntos de activación, aumenta de grosor y se acorta. Como resultado, puede comprimir el gran nervio ciático que se encuentra muy cerca de él. Esa compresión puede producir un poco de entumecimiento, hormigueo y otras alteraciones sensoriales en distintas partes de los muslos, la parte inferior de las piernas y los pies, afección que se conoce como síndrome piriforme. Consultar al médico le ayudará a determinar si estos síntomas están relacionados con el piriforme o con algún otro origen. Por lo general la presencia de bandas tensas y sensibilidad en el músculo piriforme indica que éste es el causante del dolor.

Para localizar el piriforme, tiéndase sobre un costado y palpe hasta encontrar el borde del sacro. Trace una línea imaginaria entre la parte superior del sacro y el trocánter mayor, la parte superior del fémur. El piriforme se encuentra debajo de esa línea. Aquí es donde encontrará bandas tensas y puntos de activación en el piriforme. La forma más fácil de liberar los puntos de activación consiste en acostarse sobre una pelota de tenis, colocándola justo al lado del sacro sobre la zona de sensibilidad. Sentirá la sensibilidad dolorosa mientras el peso de su cuerpo comprime la pelota de tenis contra el glúteo. Después de aproximadamente un minuto, mueva la pelota un tanto hacia afuera, hacia la articulación de la cadera. Reclínese, relájese, respire y deje que la gravedad haga su parte también en ese punto de activación.

Dolor lumbar y
dolor de glúteos,
caderas y muslos
■
134

Estire el piriforme después que haya trabajado sobre él. Tiéndase boca arriba con los pies en el suelo y las rodillas dobladas. Cruce la rodilla del lado que no le duele sobre la rodilla del lado que le duele. Utilice la parte superior de la pierna para tirar suavemente de la parte inferior hacia el suelo, en sentido opuesto al lado que le duele. Asegúrese de no levantar la cadera del suelo. No se moverá mucho si lo está haciendo correctamente, pero sentirá un gran estiramiento de un lado a otro del glúteo. Mantenga el estiramiento y cuente hasta veinte o treinta. Repítalo muchas veces al día para que la liberación sea completa.

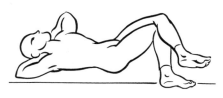

Estiramiento: Piriforme

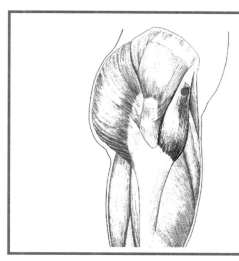

Tensor de la fascia lata

Tensor de la fascia lata y puntos de activación

EL TENSOR DE LA FASCIA LATA es un músculo pequeño y grueso que se encuentra a un costado de la pelvis. Se inserta en la tibia, el más grande de los dos huesos de la parte inferior de la pierna, a través de la larga, fina y plana banda iliotibial que va por la parte exterior del muslo. Funciona conjuntamente con otros músculos que flexionan, abducen y hacen rotar internamente el muslo. Contribuye a estabilizar la pelvis y la rodilla al caminar y correr.

Los corredores y caminantes, particularmente los que corren en carreteras sesgadas o con pendiente transversal aguda, tienen cierto riesgo de presentar puntos de activación en el tensor de la fascia lata. Practicar el jogging, correr o practicar el senderismo por laderas empinadas también puede crear puntos de activación en este músculo, particularmente si el calzado no proporciona el soporte adecuado. Tenderse en la posición fetal o mantenerse sentado por largo rato con las rodillas más elevadas que las caderas puede ser también un causante de dificultades para este músculo. Cuando hay puntos de

Dolor lumbar y dolor de glúteos, caderas y muslos

activación en el tensor de la fascia lata, el dolor se siente profundamente en la cadera en la zona del trocánter mayor, el grueso extremo superior del hueso largo del muslo. El dolor puede llegar hasta la parte exterior del muslo hacia la rodilla. Es posible que no pueda sentarse durante un período prolongado sin sentir dolor y que le resulte difícil caminar con rapidez. Debido a la sensibilidad en el trocánter mayor, los puntos de activación en este músculo pueden fácilmente diagnosticarse por error como bursitis del trocánter.

Para localizar el tensor de la fascia lata, tiéndase boca arriba. Coloque una mano sobre el lado exterior del hueso coxal (el hueso de la cadera). Cuando junte las rodillas debería sentir la contracción del tensor de la fascia lata sobre la parte exterior de la pelvis. Aplique masaje en sus fibras hasta localizar bandas tensas y puntos sensibles. Para liberarlos, dé la vuelta sobre un costado y coloque una pelota dura y pequeña entre el músculo y el suelo. Permita que el peso de su cuerpo comprima los puntos de activación contra la pelota.

Estire el tensor de la fascia lata después que haya trabajado sobre él. Póngase de pie o siéntese en el borde de una silla. Flexione la pierna y agarre el tobillo con la mano. Rote un tanto la rodilla hacia afuera y extienda al mismo tiempo la cadera y suba el pie hacia el glúteo. Mantenga el estiramiento y cuente lentamente hasta quince o veinte. Repita esto varias veces al día para que la liberación sea completa.

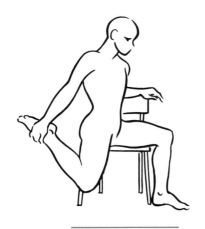

Estiramiento: Tensor de la fascia lata

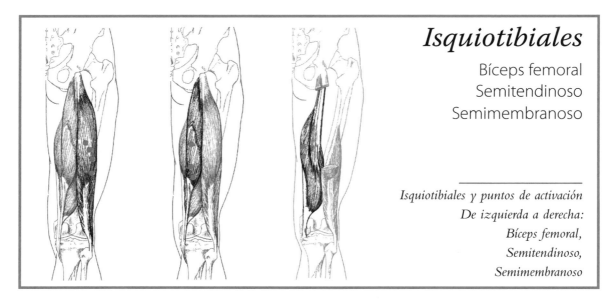

Isquiotibiales

Bíceps femoral
Semitendinoso
Semimembranoso

Isquiotibiales y puntos de activación
De izquierda a derecha:
Bíceps femoral,
Semitendinoso,
Semimembranoso

Dolor lumbar y dolor de glúteos, caderas y muslos
■

LA TENSIÓN DE LOS ISQUIOTIBIALES, los músculos que se encuentran en la parte trasera del muslo, suele ocasionar dificultades tanto para los deportistas como para los no deportistas. Es el motivo más frecuente de no poder tocarse los dedos de los pies cuando uno dobla el cuerpo hacia adelante. La tensión de los isquiotibiales contribuye al achatamiento de la curvatura lumbar normal y a la tensión en los músculos de la región lumbar. La tensión de los isquiotibiales es tan común en los niños como en los adultos.

Puede determinar por sí mismo si sus isquiotibiales están tensos. Tiéndase boca arriba con las piernas extendidas. Levante una pierna del suelo lo más alto que pueda, sin doblar las rodillas y con la parte inferior de la espalda en el suelo, y mantenga relajados el cuello y la parte superior de los hombros. Debería poder apuntar con los dedos de los pies casi rectos hacia el techo: un ángulo de 80 grados se considera "normal".* Si no alcanza siquiera a ponerlos a ese ángulo o si necesita doblar las rodillas o arquear la espalda para alzar la pierna, quiere decir que los isquiotibiales están tensos.

Los músculos isquiotibiales son músculos "de dos articulaciones": cruzan la cadera *y* la rodilla y, por lo tanto, actúan sobre ambas. Hay tres músculos isquiotibiales: el bíceps femoral, el semitendinoso y el semimembranoso. Todos se insertan en la pelvis en las tuberosidades isquiáticas, el isquion. El bíceps femoral se inserta por debajo de la articulación de la rodilla en la cabeza abultada de la fíbula o peroné, el más pequeño de los dos huesos de la parte inferior de la pierna. El semitendinoso y el semimembranoso se insertan por debajo de la articulación de la rodilla, uno encima del otro, sobre la parte interior de la pierna en la parte de atrás de la tibia, el más grande de los dos huesos de la parte inferior de la pierna.

Los músculos isquiotibiales flexionan la parte inferior de la pierna (acercan el talón al glúteo) y extienden el muslo, un movimiento que ayuda en la acción de subir escaleras y es esencial para mantener erguido el tronco. Los isquiotibiales ayudan a impedir que uno se caiga hacia adelante mientras camina.

La compresión de los isquiotibiales suele ser lo que da lugar a puntos de activación. Estar sentado en una silla o en un auto de forma que la parte de atrás de los muslos esté presionada contra el asiento es una forma segura de que surjan puntos de activación en los isquiotibiales. También produce puntos de activación la sobrecarga del músculo durante actividades deportivas en las que hay que correr: son ejemplos de ello el fútbol americano, el baloncesto y el

---

*Florence Kendall, Elizabeth McCreary y Patricia Provance, *Muscles: Testing and Function* [*Músculos: pruebas, funciones y dolor postural*] (Baltimore: Williams and Wilkins, 1993), 36.

fútbol tradicional. Mantener los isquiotibiales en una posición acortada produce puntos de activación—montar en una bicicleta mal ajustada, usar técnicas inadecuadas al nadar, hacer caminatas prolongadas o ir cuesta abajo por laderas empinadas y guardar cama por largo tiempo son situaciones en que los isquiotibiales se mantienen en una posición acortada durante mucho tiempo.

Cuando hay puntos de activación en el bíceps femoral, el dolor se siente en la parte de atrás del lado exterior de la rodilla; en el caso de los puntos de activación en el semitendinoso y el semimembranoso, el dolor se siente en la parte inferior del glúteo y la parte superior del muslo. El dolor puede extenderse hacia abajo por la parte trasera del muslo y la pierna, incluso hasta la pantorrilla. Quizás sienta dolor al caminar, incluso hasta el punto de cojear. Le resulta muy incómodo estar sentado; la compresión de los muslos contra el asiento exacerba el dolor. No es de sorprender que los puntos de activación en los isquiotibiales a menudo se confundan con la ciática. Como los isquiotibiales funcionan en tan estrecha colaboración con los cuádriceps, los puntos de activación en los isquiotibiales también someten los cuádriceps a una tensión considerable. Esto puede provocar dolor en la parte delantera de los muslos y rodillas. Este dolor no remitirá mientras no desaparezca la tensión en los isquiotibiales y los cuádriceps.

Puede localizar al tacto las inserciones de los isquiotibiales mientras está sentado. Su inserción superior es en las tuberosidades isquiáticas, el isquion. Si coloca las manos, con las palmas hacia arriba, bajo los glúteos, sentado en una silla, y luego mueve un poco las caderas hacia adelante y hacia atrás, sentirá moverse el isquion. Para palpar la inserción superior de los isquiotibiales, agarre su rodilla derecha con la mano derecha por el lado exterior y la mano izquierda por el lado interior. Coloque las yemas de los dedos en la cavidad de la parte trasera de la rodilla. Es el espacio poplíteo. Con las manos en esta posición, su mano derecha puede palpar el tendón del bíceps femoral y su mano izquierda puede sentir el tendón del semitendinoso (el tendón del semimembranoso se encuentra debajo del semitendinoso, por lo que no podrá palparlo).

Puede trabajar sobre los puntos de activación de los isquiotibiales sentado en una silla o en el suelo con la pierna extendida frente a usted. Coloque una pelota dura y pequeña, por ejemplo, una pelota de tenis, debajo del muslo en la zona de mayor sensibilidad, que

Dolor lumbar y
dolor de glúteos,
caderas y muslos

■

138

probablemente será en el punto medio del muslo, un tanto hacia la izquierda o hacia la derecha, según cuál de los isquiotibiales esté más afectado. Permita que la compresión del músculo extienda las bandas tensas de tejido muscular y libere los puntos de activación. Persista en esta tarea para que la liberación sea completa. Trate todos los puntos de activación en los isquiotibiales para que la liberación sea completa.

Estire los isquiotibiales después del tratamiento. Puede estirarlos si se sienta en el suelo con la pierna extendida frente a usted. Puede hacer esto con una pierna cada vez o con las dos piernas al mismo tiempo. Enderece la rodilla y coloque la palma de la mano en la parte inferior del pie. Acerque hacia sí los dedos de los pies y el tobillo. Mantenga esta posición y cuente lentamente hasta quince o veinte.

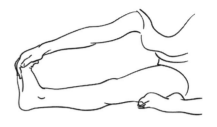

Estiramiento 1: Isquiotibiales

También puede estirar los isquiotibiales colocando el talón de la pierna que desea estirar sobre un escalón, un muro o una silla. Asegúrese de mantener el muslo directamente frente a las caderas, no hacia un lado, y de mantener los dedos de los pies en punta hacia arriba. Mantenga el ángulo entre la cadera y el muslo mientras dobla lentamente las caderas hacia adelante. No tiene que elevar demasiado la pierna para sentir el estiramiento. Si la posición de la cadera y el muslo es correcta, sentirá un gran estiramiento. Mantenga esta posición y cuente lentamente hasta quince o veinte; repítalo cada cierto tiempo durante el día.

Cuando haya eliminado el dolor mediante el autotratamiento y el estiramiento, es importante estirar bien los isquiotibiales para evitar los numerosos problemas que pueden ocasionar los isquiotibiales acortados. Deberá tener paciencia y constancia con el estiramiento. El verdadero alargamiento del músculo quizás tome semanas o meses, pero es tan importante, que bien vale el tiempo y el esfuerzo invertidos. Debido a la estrecha relación de trabajo entre los aductores (página 144) y los isquiotibiales, es sumamente importante que estire los aductores además de los isquiotibiales para que la liberación sea completa. Vea las instrucciones para el estiramiento de los aductores en la página 149.

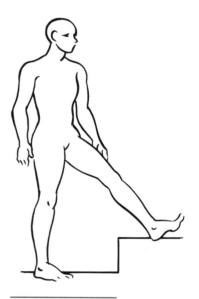

Estiramiento 2: Isquiotibiales

Dolor lumbar y dolor de glúteos, caderas y muslos

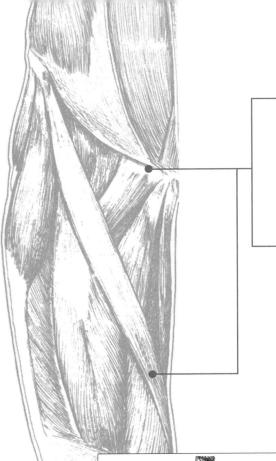

Dolor de la ingle y de la parte interior de los muslos

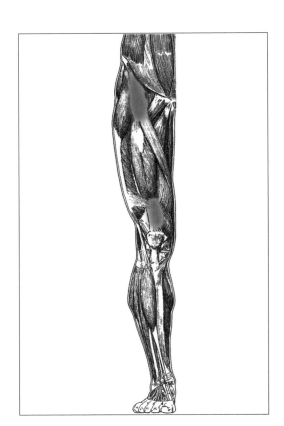

Aductor largo y aductor corto

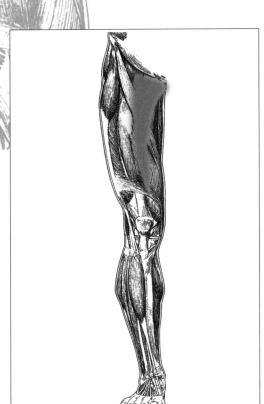

Aductor mayor

Patrón de dolor: Aductores

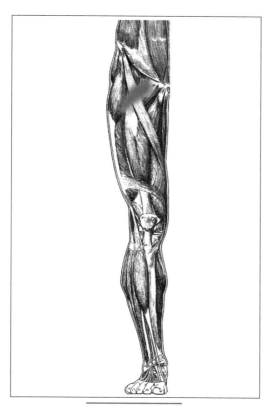

Patrón de dolor: Pectíneo

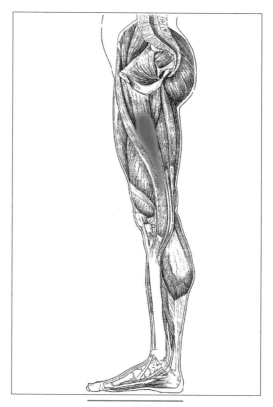

Patrón de dolor: Grácil

La palabra *ingle,* que se utiliza en este texto, se refiere al pliegue del encuentro entre el muslo y el tronco. La ingle es una zona del cuerpo, no una estructura anatómica. Es la zona donde puede palpar el ligamento inguinal que se encuentra entre el hueso púbico y el anguloso y prominente hueso coxal a un costado de la parte delantera de la pelvis. Cerca de la ingle se encuentran las zonas de inserción de muchos de los músculos que flexionan el muslo y el tronco y que llevan el muslo hacia la línea media del cuerpo. La principal causa muscular de dolor en la ingle y en el interior del muslo es la lesión de los músculos del interior del muslo, los aductores. Y lo triste es que la restricción intensa de los músculos del interior del muslo no sólo produce dolor en el interior del muslo y la ingle, sino también profundos dolores pélvicos.

Cualquiera puede dar un resbalón ocasionalmente, sea al realizar actividades deportivas, bailar, caminar por una acera cubierta de nieve o de hielo, o bajar escaleras. Ese paso en falso puede producir lesiones y crear puntos de activación en los aductores, que también pueden ser causados por la artritis de la cadera (un enorme factor de riesgo para deportistas y bailarines al envejecer), la actividad sexual o simplemente mantenerse sentado durante un período prolongado con los muslos firmemente cruzados.

El dolor en la ingle y el interior del muslo ocurre bastante comúnmente en actividades deportivas que requieren una rápida aceleración o desaceleración o un rápido movimiento de un lado a otro. Entran en esta categoría el fútbol tradicional, el *hockey* y el baloncesto, y lo mismo ocurre con el tenis y otros deportes de raqueta cuando se juegan vigorosamente. Desafortunadamente, muchos deportistas que practican estos deportes no estiran suficientemente sus aductores y, por lo tanto, sufren lesiones por sobrecarga. En los deportes y la danza se oye decir a menudo que alguien ha sufrido un "tirón muscular en la ingle". El término *tirón en la ingle* se refiere en realidad a una lesión por sobrecarga producida por el estiramiento excesivo, distensión o desgarro de los músculos de la parte interior del muslo o el flexor principal de la cadera, el iliopsoas.

Dolor de la ingle y de
la parte interior
de los muslos

■

142

Al igual que con muchas otras lesiones musculares, el estiramiento y acondicionamiento adecuado de los músculos durante sesiones de entrenamiento puede prevenir lesiones de ese tipo.

Lo que se suele llamar "estiramiento de la ingle" es en realidad el estiramiento combinado de los aductores (los músculos de la parte interior del muslo), los cuádriceps (los músculos de la parte delantera del muslo) y los isquiotibiales (los músculos de la parte trasera del muslo). La extensión de todos estos grupos musculares fortalece y da libertad de movimiento a la articulación de la cadera, a lo que aspiran tanto los deportistas como los bailarines.

La fuerza y flexibilidad en estos músculos son sumamente beneficiosas para todos los deportistas, bailarines y expertos en artes marciales. Probablemente la imagen más común de flexibilidad de los músculos de la parte interior del muslo es la del bailarín o gimnasta que estira la parte interior de los muslos en la barra o en el suelo. La flexibilidad de estos músculos es de gran valor para todos los deportistas porque, mientras más flexible sea un músculo, más fuerte será. No obstante, para muchos bailarines y expertos en artes marciales, la sobredistensión y el uso excesivo de estos músculos pueden producir lesiones.

Los ciclistas, esquiadores y patinadores sobre ruedas o sobre hielo tienen muchas probabilidades de sufrir distensiones de la ingle y del interior del muslo debido a la posición paralela del muslo que necesitan para practicar adecuadamente sus deportes. Los jinetes hacen trabajar la parte interior de los muslos contra la resistencia (del caballo) al practicar la equitación, de manera muy similar a la de quienes usan la máquina para aductores en un gimnasio. La acción común en todos estos esfuerzos contribuye al uso excesivo de los aductores. Esta acción continua puede sobrecargar los músculos de la parte interior del muslo y provocar dolor en la ingle.

Quienquiera que alguna vez haya trabajado en circunstancias que requieren acuclillarse durante largo rato podrán confirmar el

Dolor de la ingle y de la parte interior de los muslos

■

hecho de que esta posición somete los aductores a un alto nivel de estrés. Quienes más riesgo presentan son los jardineros, carpinteros, electricistas y fontaneros, que deben trabajar ocasionalmente en espacios muy angostos. Hacer cuclillas en el gimnasio para fortalecer y desarrollar estos músculos también puede someter a los aductores a un uso excesivo.

Sobrecarga, sobredistensión, uso excesivo: éstas son las principales causas de lesiones musculares en esta parte del cuerpo.

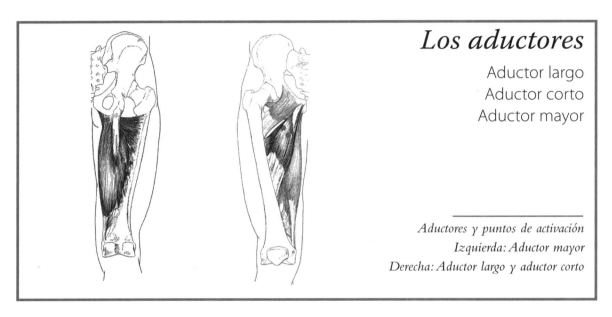

Los aductores

Aductor largo
Aductor corto
Aductor mayor

Aductores y puntos de activación
Izquierda: Aductor mayor
Derecha: Aductor largo y aductor corto

LOS ADUCTORES son los músculos de la parte interior del muslo. Llevan el muslo hacia la línea media del cuerpo. (Muchas personas confunden los términos *aductor* y *abductor*. Véalo de la manera siguiente: los músculos que se encuentran en la parte interior de los muslos, los *ad*uctores, añaden: llevan las piernas hacia la línea media del cuerpo. Los músculos de la parte exterior del muslo y la cadera, los *ab*ductores, sustraen: apartan las piernas de la línea media del cuerpo.)

El aductor largo, el aductor corto y el aductor mayor son los músculos que conforman la mayor parte del tejido muscular que siente en el interior del muslo. El aductor largo es el más prominente y el más fácil de palpar. El aductor corto se encuentra debajo del largo y es imposible palparlo directamente.

Cuando hay puntos de activación en los aductores, se produce dolor en la ingle y en el interior del muslo y este dolor puede estar acompañado por dificultades al abducir el muslo y/o hacerlo rotar hacia afuera. Pueden presentarse también otros síntomas dis-

Dolor de la ingle y de la parte interior de los muslos

■
144

tintos: profundo dolor pélvico, dolor del recto o la vejiga, dolor vaginal y posiblemente también durante las relaciones sexuales. Desafortunadamente, rara vez se contempla la posibilidad de que estos síntomas sean de origen muscular, por lo que las personas sufren durante años mientras buscan la causa de su dolor fuera del ámbito de los músculos.

El aductor largo y el aductor corto conectan el hueso púbico con la sección media del hueso largo del muslo, el fémur, por la parte interior del muslo. El aductor mayor se encuentra detrás del aductor largo y el corto y conecta el isquion, la tuberosidad isquiática de la pelvis, con la parte de atrás del fémur.

Los puntos de activación en el aductor largo y el aductor corto producen dolor en la ingle y la parte de arriba del interior del muslo. Los puntos de activación en la parte superior del aductor largo pueden incluso provocar rigidez en la rodilla y dolor en el interior del muslo. El dolor no suele sentirse en los momentos de descanso, sino en los de actividad, y es más intenso cuando se está de pie o soportando un peso. Los puntos de activación en el aductor mayor provocan dolores en la ingle y en el interior del muslo que pueden extenderse hacia abajo hasta la rodilla. Además, el aductor mayor puede ocasionar dolores pélvicos intensos y profundos que también pueden incluir dolor en el hueso púbico, la vagina, el recto y posiblemente la vejiga. El dolor de los puntos de activación en el aductor mayor llega a ser tan intenso que puede confundirse con inflamación pélvica u otras enfermedades relacionadas con los órganos reproductivos o la vejiga.

Para localizar los aductores y trabajar sobre ellos primero tendrá que familiarizarse con el triángulo femoral, un importante componente del cuerpo en la parte superior del muslo. Siéntese en el suelo con las piernas extendidas frente a usted. Doble una la rodilla y haga que la planta del pie de esa pierna quede frente al lado interior de la rodilla de la pierna extendida. Si esta posición no le resulta cómoda, puede sentarse en un sofá y repetir la misma acción. Descanse la pierna doblada sobre el asiento del sofá y mantenga la otra pierna en la posición normal sentada.

Palpe la parte interior del muslo de la pierna doblada. Busque primero el pliegue entre el muslo y la pelvis. Donde mismo está el pliegue se encuentra el ligamento inguinal. Va desde el borde exterior del hueso púbico hasta el hueso coxal. Este ligamento forma la base del triángulo femoral. La parte exterior de este triángulo está formada por el músculo sartorio (página 161) y el lado interior está formado por el aductor largo. El suelo del triángulo está formado por las fibras inferiores del iliopsoas (vea las páginas 108 y 154) por el lado interior y el pectíneo por el exterior. El pulso de la arteria femoral puede sentirse en este triángulo, y también se pueden sentir los ganglios linfáticos inflamados, los que se agrandan cuando el sistema inmunológico está combatiendo una infección.

Cuando haya localizado el aductor largo, agárrelo entre el pulgar y los otros dedos y pálpelo a lo largo de la parte interior del muslo desde la ingle hasta justamente por encima del punto medio del interior del muslo. Busque las bandas tensas y puntos de activación mientras palpa; cuando encuentre un punto de activación, comprima la banda con los dedos y libere el punto de activación. Si no lo logra con los dedos, puede usar una pelota de tenis u otra pelota pequeña y firme, o uno de los muchos dispositivos disponibles actualmente en el mercado, para trabajar sobre los puntos de activación. La clave está en la repetición. Insista en el masaje hasta liberar los músculos por completo. Quizás tenga que trabajar sobre el músculo varias veces al día y a lo largo de varios días hasta alcanzar la completa liberación.

Para localizar puntos de activación en el aductor mayor, siéntese en la posición antes descrita, pero esta vez aparte el pie unas 10 pulgadas de la pierna extendida. Palpe hasta encontrar puntos de activación en el aductor mayor justo por detrás del aductor largo. La mayor parte del tejido muscular que va desde la ingle por todo lo largo del muslo es el aductor mayor. Palpe en busca de bandas tensas y puntos de activación. Cuando los haya localizado, la forma más fácil de liberarlos consistiría en sentarse en el suelo con las piernas extendidas frente a usted. Coloque una pelota de tenis en la zona sensible y deje que la gravedad haga su parte. Simplemente relaje el muslo y la pierna y comprima el músculo contra la pelota de tenis. Repita esto frecuentemente para liberar por completo el músculo.

Es esencial que después de haber realizado la labor de liberación de puntos de activación la siga con ejercicios de estiramiento. Para estirar los aductores, tiéndase con los glúteos contra la pared y las piernas extendidas hacia arriba sobre ésta. Separe lentamente las piernas para estirar la parte interior de los muslos. Mantenga esta posición durante 30 a 60 segundos y aproveche la gravedad para estirar más la

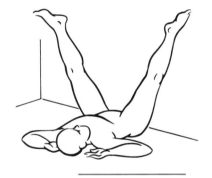

Estiramiento: Aductores

Dolor de la ingle y de la parte interior de los muslos

■

146

parte interior de los muslos. Debido a la estrecha relación de trabajo entre el aductor mayor y el bíceps femoral (uno de los músculos del grupo de los isquiotibiales), es sumamente importante estirar los isquiotibiales además de los aductores para que la liberación sea completa. Vea en las páginas 132 y 165 las instrucciones para el estiramiento de los isquiotibiales.

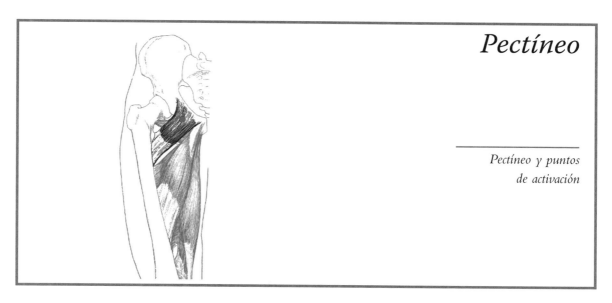

Pectíneo

Pectíneo y puntos de activación

EL PECTÍNEO es un músculo pequeño que se encuentra en la parte de arriba del interior del muslo. Conecta el hueso púbico con la parte superior del muslo. Trabaja con otros músculos que realizan la aducción del muslo y lo flexionan por la parte de la cadera. Los puntos de activación en el pectíneo producen un dolor profundo, persistente y localizado directamente en la ingle, justo por debajo del ligamento inguinal; ese dolor puede extenderse un poco por encima de la parte superior del interior del muslo. Es posible que el dolor de los puntos de activación en el pectíneo no se pueda detectar hasta que no se haya aliviado el dolor de los puntos de activación en los aductores y/o el iliopsoas.

Una sobrecarga repentina en el pectíneo—una caída o un mal paso inesperado—es una de las principales causas del desarrollo de puntos de activación. En este caso pueden surgir puntos de activación como efecto secundario de operaciones de la cadera o fracturas del fémur. También pueden aparecer debido a la sobrecarga crónica que puede haber cuando uno está sentado con los muslos firmemente cruzados o en respuesta a la resistencia de la abducción de los muslos. Piense en la sensación que produce ejercitarse en la máquina para los

Dolor de la ingle y de la parte interior de los muslos

■

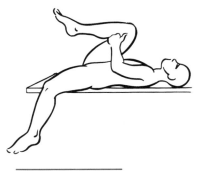

Estiramiento: Pectíneo

aductores y abductores en el gimnasio. Es exactamente esa acción—hacer fuerza contra un peso para abducir los muslos (separarlos) y para realizar la aducción los muslos (acercarlos)—lo que puede contribuir al surgimiento de puntos de activación en el pectíneo.

Para localizar el pectíneo deberá buscar el triángulo femoral, descrito en la página 145. Palpe el suelo del triángulo. Cuando hay puntos de activación, el pectíneo puede palparse como banda tensa por el lado interior del suelo del triángulo. Le parecerá al tacto como una pequeña banda de tejido muscular orientada oblicuamente desde el hueso púbico hacia el centro del interior del muslo. Busque el punto más sensible en esa banda tensa y luego aplique presión directa con los dedos, o incluso con la goma de borrar de un lápiz, para comprimir el punto de activación. La paciencia y los ejercicios de estiramiento le ayudarán a liberarlo. Trabaje sobre él varias veces al día y luego practique el estiramiento acostándose sobre una mesa o cama y dejando colgar por un lado el muslo que le duele. Doble el muslo de la otra pierna hacia el tórax de modo que mantenga sobre la mesa la parte inferior del espinazo. Deje que la gravedad estire la parte superior de la ingle. Mantenga este estiramiento y cuente hasta veinte o treinta; repítalo cada cierto tiempo.

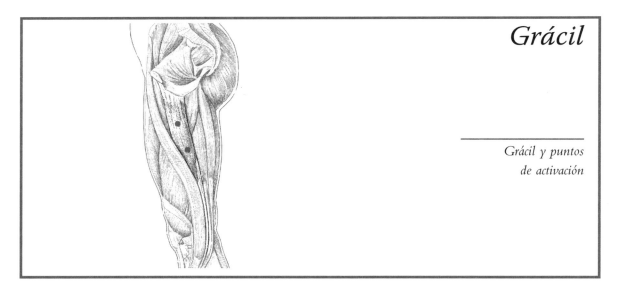

Grácil

*Grácil y puntos
de activación*

EL MÚSCULO GRÁCIL es un músculo alargado y fino, en forma de tira, que se encuentra sobre la parte interior del muslo. Se inserta en el hueso púbico, pasa a todo lo largo del interior del muslo y cruza la articulación de la rodilla hasta unirse con el lado interior del hueso grande de la parte inferior de la pierna, la tibia. Trabaja con los aduc-

Dolor de la ingle y de
la parte interior
de los muslos

■

tores en la aducción del muslo y ayuda a rotar el muslo hacia adentro cuando la parte inferior de la pierna está doblada.

El músculo grácil puede producir puntos de activación como resultado de una caída o un paso en falso o cuando hay artritis en la articulación de la cadera. También pueden surgir puntos de activación debido a la sobrecarga de este músculo. Esto puede suceder al montar a caballo, patinar sobre hielo, practicar la gimnástica o hacer ejercicios con pesos en la máquina para los aductores y abductores. El dolor produce una sensación cálida, punzante y superficial a lo largo de la parte interior del muslo.

Para trabajar sobre el grácil tendrá que buscar primero el tendón que lo inserta en la parte interior de la rodilla. Siéntese en una silla con el cuerpo cerca de un escritorio o de la pata de una mesa. Las rodillas deben estar dobladas y los pies apoyados en el suelo. Coloque la mano en el borde interno de la parte trasera de la rodilla. Sentirá un tendón prominente. Es el tendón del semitendinoso, uno de los dos músculos isquiotibiales que se encuentran hacia la parte interior de la parte trasera del muslo. Lleve la mano un poco hacia la parte interior de la rodilla y sentirá otro tendón, un tanto menos prominente. Es el tendón del grácil.

Aquí es cuando viene a ser útil la pata de la mesa. Presione la parte interior de la rodilla contra la pata de la mesa y el músculo grácil se activará para contrarrestar esa acción. Esto lo hará fácil de identificar a todo lo largo y podrá palparlo con relativa facilidad. Le parecerá al tacto como una banda fina y tensa. Permanezca sentado pero permita que el muslo se relaje cuando haya localizado el músculo grácil. Palpe a lo largo de la parte interior del muslo desde la rodilla hasta arriba, en dirección a la ingle, a lo largo del grácil en busca de puntos sensibles dentro de la banda tensa. Cuando los haya localizado, presione con los dedos, la goma de borrar de un lápiz grande o una pelota pequeña y dura, por ejemplo, una pelota de squash, para liberarlos. Tendrá que repetir esto varias veces hasta alcanzar la completa liberación.

Es esencial que después de haber realizado la labor de liberación de puntos de activación la siga con ejercicios de estiramiento. Para estirar los aductores, tiéndase con los glúteos contra la pared y las piernas extendidas hacia arriba sobre ésta. Separe lentamente las piernas para estirar la parte interior de los muslos. Mantenga esta posición durante 30 a 60 segundos. Relájese, respire y deje que la fuerza de gravedad haga su parte.

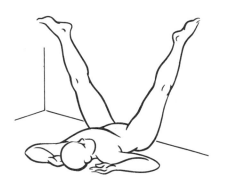

Estiramiento: Grácil

Dolor de la ingle y de la parte interior de los muslos

■

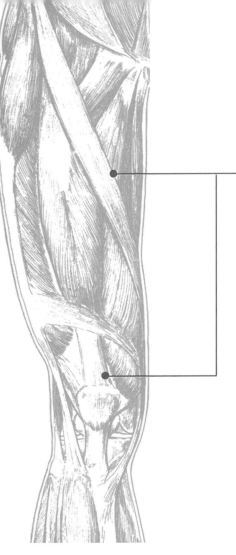

Dolor de los muslos y de las rodillas

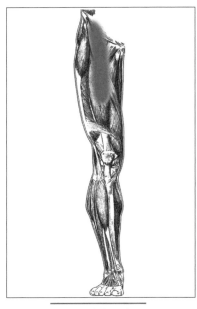

Patrón de dolor: Iliopsoas

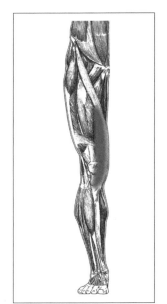

Vasto medial

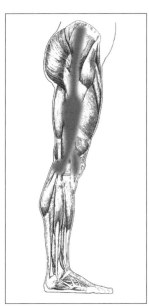

Vasto lateral

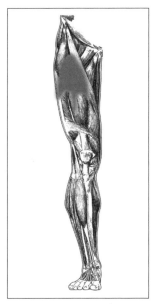

Vasto intermedio

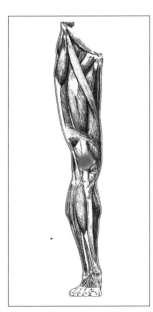

Recto femoral

Patrón de dolor: Cuádriceps femoral

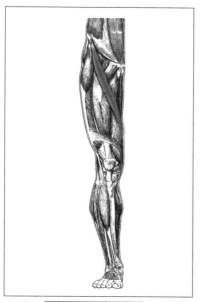

Patrón de dolor: Sartorio

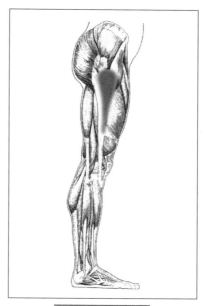

Patrón de dolor: Tensor de la fascia lata

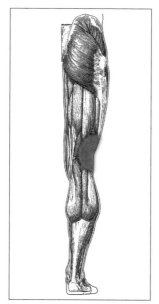

Bíceps femoral

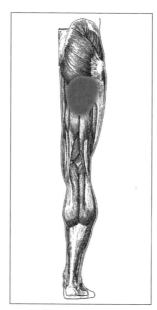

Semitendinoso y
semimembranoso

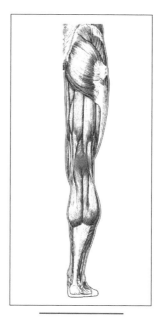

Patrón de dolor: Poplíteo

Patrón de dolor: Isquiotibiales

Algunos de los músculos más grandes y fuertes son los que, al lesionarse, producen dolor de los muslos y de las rodillas: el iliopsoas, el flexor principal de la cadera; el cuádriceps femoral, el extensor grande de la rodilla; y los isquiotibiales, los flexores de la rodilla. Conjuntamente, estos músculos ejercen la fuerza que mueve el hueso más largo, pesado y fuerte del cuerpo, el fémur. La articulación de la rodilla conecta el fémur con los dos huesos de la parte inferior de la pierna: la tibia o hueso de la canilla y la fíbula, más pequeña, que se encuentra junto a ella. La rótula se encuentra justo por delante de la articulación de la rodilla. La rótula es uno de los pequeños huesos sesamoideos que se forman dentro del tendón del cuádriceps femoral. Su propósito es proteger el tendón de un desgaste excesivo y proporcionar una ventaja mecánica al funcionamiento de la rodilla.

La sobrecarga física, el uso excesivo, el trauma y el acondicionamiento insuficiente son las causas fundamentales de las lesiones musculares que producen dolor de los muslos y de las rodillas. Y los deportes, la danza, las artes marciales, la gimnástica, el esquí, el alpinismo, el senderismo, el ciclismo y el atletismo son los aspectos en que estos músculos tan fuertes deben hacer su mayor esfuerzo. La combinación de exigencia y entusiasmo es la fórmula del uso excesivo y sobrecarga física.

Las actividades de temporada como el esquí, el alpinismo y el senderismo tienen un efecto en estos músculos, particularmente en los primeros días de una nueva estación del año. Muchos de nosotros hemos tenido esta experiencia en un momento u otro en nuestras vidas. Si uno va a esquiar el mismo fin de semana en que caen las primeras nieves, someterá estos músculos del muslo a tal nivel de estrés que tal vez no pueda caminar bien al día siguiente. El senderista o jardinero de una vez al año podría muy bien tener la misma experiencia, al igual que el "guerrero de fin de semana". Hay que tener cuidado de ejercitarse moderadamente a lo largo del año o empezar gradualmente las actividades de temporada. Cuando

Dolor de los muslos
y de las rodillas
■
152

el estrés de la actividad física se encuentra con músculos tensos y restringidos, suelen producirse lesiones.

Cualquier persona puede sufrir un trauma físico en cualquier momento. Una caída por las escaleras o un resbalón en el hielo pueden ser el paso en falso que produce un estirón inesperado en la cadera o una torsión desafortunada de la rodilla. Lo que a menudo no se tiene en cuenta es que pueden surgir puntos de activación al afectarse los músculos que trabajan sobre esa articulación. La torsión inesperada de la rodilla afecta los cuádriceps, isquiotibiales y aductores. Es posible que se produzca dolor o disfunción de la rodilla y, aún así, tal vez no se reconozca que es un dolor de origen muscular.

El acondicionamiento muscular insuficiente también puede ser un problema. En el cuerpo insuficientemente acondicionado los músculos isquiotibiales presentan una tendencia a la tensión. La tensión de los músculos isquiotibiales es la causa más común de no poder estirarse suficientemente como para colocar las manos en el suelo en posición de pie. La tensión en los isquiotibiales somete los cuádriceps a un nivel excesivo de estrés, lo que a la larga puede provocar un desequilibrio muscular que puede llegar a afectar el funcionamiento de la rodilla. La tensión en los isquiotibiales también puede ocasionar el achatamiento de la curvatura de la parte inferior de la espalda y contribuir a la disfunción y el dolor de la región lumbar. La tensión de los isquiotibiales puede comenzar desde la misma adolescencia y continuar a lo largo de nuestras vidas, ocasionando una disfunción cada vez mayor a medida que envejecemos. Cultivar el hábito de hacer ejercicios que acondicionen, estiren y fortalezcan los músculos proporciona el don de la libertad de movimiento que puede mantenerse incluso en edades más avanzadas.

Dolor de los muslos
y de las rodillas

El estilo de vida generalmente sedentario que tienen muchas personas contribuye a esta tensión. Las exigencias de nuestras vidas cotidianas—conducir, estar sentado frente a un escritorio o hacer largos viajes en avión—complican más el problema. Cuando nos sentamos el iliopsoas se encuentra en un estado de contracción y los isquiotibiales quedan comprimidos por la silla. En ambos casos pueden producirse puntos de activación. Si su estilo de vida le impone estar sentado durante mucho tiempo, le corresponde pensar en distintas formas posibles de interrumpir su rutina diaria y añadir un poco de movimiento.

Fíjese en lo que hace y cómo lo hace. Piense en su nivel general de flexibilidad de la parte inferior del cuerpo y su facilidad de movimiento. Piense en sus actividades y podrá determinar la forma en que sus acciones afectan a sus músculos.

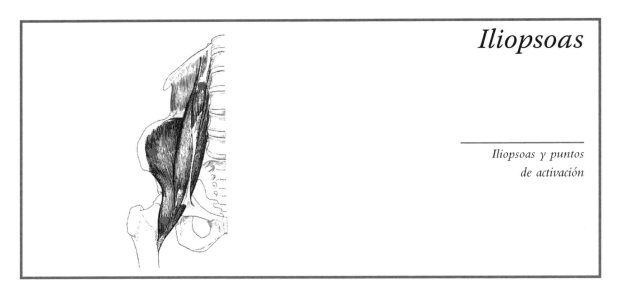

Iliopsoas

Iliopsoas y puntos
de activación

EL ILIOPSOAS es el flexor principal del tronco y el más fuerte de los flexores del muslo. El iliopsoas, que a menudo recibe simplemente el nombre de "psoas", está compuesto por dos y a veces tres músculos pequeños: el psoas, que se encuentra junto a las vértebras lumbares; el ilíaco, que reviste la parte interior de las crestas de la pelvis, y el psoas menor, que se encuentra frente al psoas mayor. (Aproximadamente el 40 por ciento de la población carece de psoas menor.)

El iliopsoas se encuentra en la parte delantera interior de la columna vertebral, detrás de los órganos abdominales. Se inserta en los costados de las vértebras lumbares en la parte inferior de la espalda y en la parte interior de la pelvis. Pasa por debajo del

Dolor de los muslos
y de las rodillas

ligamento inguinal y se inserta en la parte superior del fémur, el hueso largo del muslo. Cuando las piernas se mantienen rectas, la contracción del iliopsoas hace que las caderas se doblen hacia adelante (flexión del tronco); cuando las piernas están libres, su contracción lleva la rodilla hacia el tórax (flexión del muslo por la parte de la cadera).

El iliopsoas contribuye al mantenimiento de la postura erguida. Funciona continuamente al caminar y se mantiene muy activo al practicar el jogging, correr y patear. Se encuentra muy activo en los últimos 60 grados de la incorporación del tronco. Al igual que con los otros músculos del torso, nunca se hará demasiado hincapié en su importancia en los deportes y la danza.

Pueden surgir puntos de activación en el iliopsoas debido a sobrecargas. Una sobrecarga repetitiva sería la flexión enérgica repetida de la cadera que tiene lugar en el baile, la gimnástica, el jogging, la carrera con o sin obstáculos y los deportes que requieren patadas altas, como las realizadas por los *field kickers* en el fútbol americano. Excederse en los ejercicios de incorporación del tronco también podría producir puntos de activación en este músculo por la misma razón. Un ejemplo de sobrecarga sostenida sería la de estar sentado durante largo rato con las rodillas una contra otra, más elevadas que las caderas, o tenderse en posición fetal durante largo rato sin moverse.

Cuando hay puntos de activación en la parte superior del iliopsoas, el dolor se remite verticalmente a lo largo de las vértebras de la región lumbar. El dolor será de un solo lado, el del músculo afectado. Es mucho más intenso cuando uno está de pie y se alivia cuando se acuesta con las caderas y rodillas dobladas. Cuando hay puntos de activación en las partes inferiores del iliopsoas, el dolor se siente en la ingle y la parte delantera de la parte superior del muslo. Cuando el iliopsoas está muy restringido no es posible mantenerse en posición erguida.

Palpar el iliopsoas es difícil, pero no imposible. Para localizar la parte superior del iliopsoas, tiéndase boca arriba. Doble las rodillas y apoye los pies en el suelo. Mueva las dos rodillas a un lado, *alejándolas* del dolor. Al tenderse de esta manera podrá palpar por debajo de algunos de los contenidos abdominales para trabajar sobre el iliopsoas. Coloque las manos a nivel del ombligo y luego muévalas un par de pulgadas hacia un lado, hacia el borde exterior del músculo

Dolor de los muslos
y de las rodillas
■
155

recto del abdomen (página 113). Haga presión firmemente hacia abajo y hacia dentro, hacia la línea media del cuerpo para palpar las bandas tensas del iliopsoas. Las bandas tensas pueden estar sensibles y parecer al tacto gruesas como cuerdas. Presione profundamente a lo largo de la banda, desde la zona justo por debajo del ombligo hasta el ligamento inguinal.

Tiéndase boca arriba con las rodillas alzadas y palpe en busca de puntos de activación a lo largo de la parte interior del borde de la pelvis. Esta vez no tendrá que echar las rodillas a un lado. Busque su ligamento inguinal (página 145) en la ingle. Siga el ligamento inguinal hacia arriba hasta encontrar su inserción en la pelvis, el hueso coxal. Ahueque los dedos alrededor del hueso, tratando lo mejor posible de hacer presión directamente hacia abajo y luego hacia dentro en el borde interior con las yemas de los dedos. Allí encontrará puntos de activación que refieren el dolor hacia la ingle. También puede liberar los puntos de activación en el iliopsoas si aplica presión directa en la parte del ligamento inguinal que está más cerca del hueso coxal.

Para localizar el punto de activación que refiere el dolor a la parte delantera del muslo, debe localizar el triángulo femoral (página 145). Las bandas tensas del iliopsoas se pueden palpar sobre la parte exterior del suelo del triángulo femoral. Aplique una suave presión en la zona para liberar el punto de activación. Recuerde que dentro de este triángulo hay muchas estructuras delicadas, por lo que debe proceder con cuidado cuando comprima esta región.

Al igual que con todos los músculos, el estiramiento es necesario para que la liberación sea completa. Acuéstese en el borde de una cama o una mesa y deje que la pierna del lado que le duele cuelgue del borde. Flexione el muslo y la pierna del otro lado para mantener la pelvis apoyada por completo en la mesa. Deje que la gravedad estire la pierna hacia el suelo. Mantenga esta posición y cuente hasta veinte o treinta.

También puede estirar el iliopsoas tendiéndose boca abajo en el suelo. Coloque las manos, con las palmas hacia abajo, junto al tórax. Eleve el torso soportando el peso con sus brazos. Arquee la cabeza y el cuello hacia arriba, manteniendo las caderas, piernas y pies relajados en el suelo. Mantenga el estiramiento y cuente hasta veinte o treinta. Para terminar el estiramiento, relaje los brazos y doble los codos de forma que el cuerpo vuelva lentamente a la posición inicial.

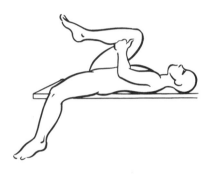

Estiramiento 1: Iliopsoas

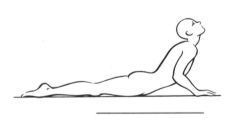

Estiramiento 2: Iliopsoas

Dolor de los muslos
y de las rodillas

■

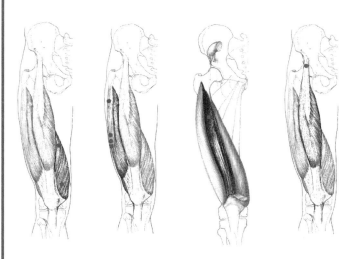

Cuádriceps femoral

Vasto medial
Vasto lateral
Vasto intermedio
Recto femoral

Cuádriceps femoral y puntos de activación
De izquierda a derecha: Recto femoral,
vasto lateral, vasto medial,
vasto intermedio

EL CUÁDRICEPS FEMORAL es el músculo más pesado, grande y fuerte del cuerpo. Pesa aproximadamente un 50 por ciento más que el músculo más grande que le sigue, el glúteo mayor. El cuádriceps femoral es el principal extensor de la parte inferior de la pierna; los cuádriceps estiran la rodilla. El cuádriceps femoral está compuesto por cuatro músculos distintos: el vasto medial, el vasto lateral, el vasto intermedio y el recto femoral. El vasto medial se encuentra por dentro del muslo. El vasto lateral rodea la parte exterior del muslo. El vasto intermedio está contra la parte delantera de la diáfisis del fémur. El recto femoral se encuentra por encima del vasto intermedio a lo largo del centro del muslo.

Los cuatro cuádriceps forman al unirse un tendón grueso y se insertan en la tibia, el más grande de los dos huesos de la parte inferior de la pierna, justo por debajo de la articulación de la rodilla. La rótula está contenida dentro de ese tendón. De los cuatro músculos que conforman el cuádriceps femoral, sólo el recto femoral es un músculo de dos articulaciones; el recto femoral cruza la articulación de la cadera y la articulación de la rodilla. Su inserción superior es en la protuberancia ósea de la parte delantera de la pelvis, el hueso coxal. Así pues, además de estirar la rodilla, el recto femoral flexiona el muslo; lleva la rodilla hacia el tórax o, al estar de pie, su acción hace que la cadera se doble hacia adelante sobre los muslos.

Los puntos de activación en los cuádriceps suelen producirse por lesiones, caídas o pasos mal dados que tuercen la rodilla, o por un

Dolor de los muslos
y de las rodillas
■

trauma directo en el músculo. La sobrecarga física puede producir puntos de activación—demasiadas cuclillas, sentadillas profundas, patadas fuertes y enérgicas, saltos repetidos, y correr demasiado o a una velocidad excesiva. Las actividades fatigosas que someten las piernas a una gran sobrecarga pueden distender los cuádriceps y producir puntos de activación. Son ejemplo de ello el baile, el esquí, el fútbol (tradicional o americano), el baloncesto, las carreras, el jogging, el senderismo, el alpinismo y el ciclismo o las clases de spin extenuantes. Cualquier actividad que requiere la flexión y estiramiento repetidos de las rodillas o estar arrodillado por largo tiempo puede ser un problema: la jardinería, un intenso juego de tenis u ocupar la posición de receptor en el béisbol. Debido a su estrecha relación de trabajo, la tensión en los isquiotibiales (páginas 136 y 163) exacerba la restricción de los cuádriceps y hace que su liberación sea más difícil. Los cuádriceps no dejarán de estar restringidos mientras no se estiren los isquiotibiales.

Los puntos de activación en los cuádriceps son la causa muscular más común de dolor en las rodillas. A menudo son pasados por alto o son objeto de un diagnóstico erróneo. Cada uno de los cuádriceps tiene distintos patrones de dolor y distintos efectos en la rodilla. Los puntos de activación en el vasto medial producen dolor en la parte delantera e interior de la rodilla y la parte inferior del muslo. A veces el dolor dura días o semanas y luego desaparece. Es en ese punto cuando la rodilla comienza a sentirse débil y a doblarse involuntariamente sin ningún motivo claro. El vasto lateral puede contener muchos puntos de activación a lo largo de la parte exterior del muslo. El dolor puede extenderse por todo el costado del muslo, de la cadera a la rodilla, en el lado exterior de la rodilla y hacia la parte trasera de la rodilla. Puede tener dificultad para tenderse sobre un costado en la noche. La restricción en el vasto lateral reduce también el movimiento de la rótula, lo que puede producir dolor y dificultad al caminar. Es posible incluso que la rodilla se trabe y no pueda doblarla.

Los puntos de activación en el más profundo de los cuádriceps, el vasto intermedio, no son tan comunes como en los otros cuádriceps. Suelen surgir cuando han existido puntos de activación en los otros. Cuando están presentes producen un dolor que se propaga por toda la parte delantera del muslo. Quizás tenga dificultad al subir escaleras y enderezar la rodilla después de estar sentado un buen rato.

Dolor de los muslos
y de las rodillas
■
158

Cuando hay puntos de activación en el recto femoral el dolor se siente en la parte delantera de la rodilla, en la rótula y posiblemente en lo profundo de la articulación de la rodilla. El dolor puede ser severo, profundo e intenso, extenderse por toda la parte inferior del muslo y empeorar de noche. Bajar escaleras puede resultar muy difícil si hay puntos de activación en este músculo.

Como los cuádriceps se encuentran en la parte delantera del cuerpo, el tratamiento de la mayoría de los puntos de activación en estos músculos es bastante sencillo. Los puntos de activación en el recto femoral se encuentran en la parte alta del músculo, cerca de donde se inserta en la cadera. Para localizar el recto femoral, siéntese en una silla y palpe hasta encontrar el prominente hueso coxal (el hueso de la cadera) en la parte delantera de la pelvis, apenas por encima del pliegue entre el muslo y el torso. Mueva los dedos una pizca por debajo del hueso coxal y sentirá un grueso tejido tendinoso. Lo podrá palpar mejor si flexiona un poco el muslo, levantándolo de la silla. Lo que palparía serían en realidad dos tendones: el del lado interior es el sartorio; el de la parte exterior es el recto femoral, el que usted está buscando. Al flexionar el muslo sentirá la separación de los dos tendones. El tendón del recto femoral está por la parte exterior.

Siga el tendón un tramo hacia abajo por el muslo. Aquí sentirá el tendón convertirse en músculo. A medida que palpe el músculo más profundamente comenzará a sentir las bandas tensas y la sensibilidad de los puntos de activación. Ahí es donde deberá aplicar presión. Puede usar la presión de los dedos, una pelota pequeña y dura u otro dispositivo de tratamiento para comprimir los puntos de activación del recto femoral. Puede trabajarlo en posición sentada o de pie. Cualquiera que sea la posición que escoja, trabaje sobre el recto femoral frecuentemente durante el día hasta liberarlo por completo.

Los puntos de activación en el vasto medial están cerca de la rodilla en la parte interior del muslo. Use el dedo pulgar para localizar bandas tensas en la mayor parte del tejido muscular sobre la parte interior del muslo que está más cerca de la rodilla. Encontrará puntos de activación cerca del lado interior de la rodilla y hacia arriba, en el centro del muslo. Una vez que haya localizado las bandas tensas, aísle los puntos de activación mediante la presión directa sobre ellos. Puede hacerlo con el pulgar o los otros dedos. Los puntos de activación en el vasto lateral se encuentran dispersos por todo el músculo.

Pueden surgir cerca de la rodilla, en el punto medio del muslo y en la parte superior, cerca de la cadera. Masajee la parte exterior del muslo, desde la cadera hasta la rodilla, en busca de bandas tensas y puntos de activación. Una vez que haya localizado zonas de sensibilidad, tiéndase sobre un costado en el piso y coloque una pelota dura y pequeña entre el muslo y el suelo. La gravedad comprimirá los puntos de activación. Puede colocar la pelota en cada una de las zonas donde presenta la sensibilidad—¡quizás sean muchas! Tómese su tiempo y tenga paciencia. Tendrá que repetir esto frecuentemente para que la liberación sea completa. Los puntos de activación en el vasto intermedio son los más difíciles de localizar porque hay que pasar por el recto femoral para localizarlos. Palpe profundamente en la parte superior del muslo para localizar estos puntos de activación. Use una pelota pequeña y dura, u otro dispositivo de tratamiento para comprimirlos.

El estiramiento de los cuádriceps es sumamente importante para alcanzar la completa liberación. Para estirar los cuádriceps, póngase de pie o siéntese en el borde de una silla. Agarre el tobillo, doble la rodilla y alce el talón hacia el glúteo. Si está de pie, es importante que ponga la rodilla de la pierna que desea estirar en línea con la rodilla de la pierna sobre la que se apoya. Para conseguir el máximo estiramiento, incline la pelvis hacia adelante para evitar la flexión de las caderas. Si el cuádriceps está tan tenso que no puede sostener el tobillo, coloque el pie sobre un escalón o una silla detrás de usted e inclínese hacia atrás para estirarlo. Mantenga la posición de estiramiento y cuente hasta veinte o treinta. Repita esto varias veces al día para que la liberación sea completa.

El estiramiento de los isquiotibiales (páginas 139 y 165) y aductores (página 145) es esencial para que la liberación de los cuádriceps sea completa.

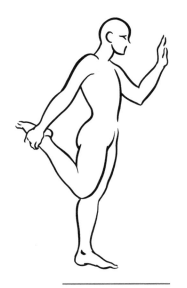

Estiramiento: Cuádriceps

Dolor de los muslos
y de las rodillas
■
160

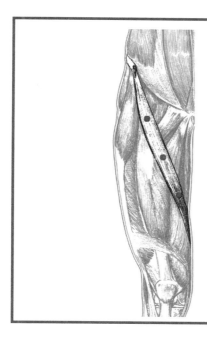

*El sartorio y puntos
de activación*

EL SARTORIO, el músculo más largo del cuerpo, recibe a veces el nombre de "músculo de la posición del sastre". El sartorio se inserta en la protuberancia ósea de la parte delantera de la pelvis, el hueso coxal. Cruza el muslo hasta unirse con el lado interior de la rodilla por debajo de la articulación de la rodilla. Cuando se contrae trabaja con otros músculos que flexionan, abducen y hacen rotar internamente el muslo y que flexionan la rodilla. Sus acciones combinadas nos permiten sentarnos con las piernas cruzadas en el suelo, como los sastres.

Los puntos de activación aparecen en el sartorio cuando los de otros músculos producen un patrón de dolor referido sobre la zona del muslo donde se encuentra el sartorio. Cuando hay puntos de activación experimentará una fuerte punzada o un hormigueo sobre la superficie del muslo a lo largo del músculo. Pueden surgir puntos de activación en cualquier lugar a todo lo largo de este músculo y, en consecuencia, el dolor se puede sentir en cualquier parte del músculo.

Para localizar el sartorio, siéntese en una silla y coloque una mano sobre el prominente hueso coxal (el hueso de la cadera) en la parte delantera de la pelvis apenas por encima del pliegue entre el muslo y el torso. Baje un tanto la mano hacia la ingle y luego rote la rodilla hacia afuera. Sentirá la contracción del sartorio al hacer este movimiento. Siga el contorno del músculo desde la cadera hacia la parte interior del muslo y hacia el extremo inferior de la articulación de la rodilla, buscando zonas de sensibilidad. La forma más fácil de liberar los puntos de activación en el sartorio consiste simplemente

Dolor de los muslos
y de las rodillas

en presionar con los dedos. Mantenga cada posición durante varios segundos hasta que sienta que el punto se suaviza bajo sus dedos.

La mejor forma de lograr el estiramiento del sartorio es si se practica al mismo tiempo que el tratamiento. La presión localizada producirá un eficaz estiramiento local en el músculo.

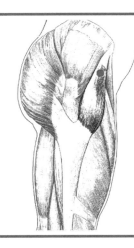

Tensor de la fascia lata

Tensor de la fascia lata y puntos de activación

EL TENSOR DE LA FASCIA LATA es un músculo pequeño y grueso que se encuentra a un costado de la pelvis. Se inserta en la tibia, el más grande de los dos huesos de la parte inferior de la pierna, a través de la larga, fina y plana banda iliotibial que va por la parte exterior del muslo. Funciona conjuntamente con otros músculos que flexionan, abducen y hacen rotar internamente el muslo. Contribuye a estabilizar la pelvis y la rodilla al caminar y correr.

Los corredores y caminantes, particularmente los que corren en carreteras sesgadas o con pendiente transversal aguda, tienen cierto riesgo de presentar puntos de activación en el tensor de la fascia lata. Practicar el jogging, correr o practicar el senderismo por laderas empinadas también puede crear puntos de activación en este músculo, particularmente si el calzado no proporciona el soporte adecuado. Tenderse en la posición fetal o mantenerse sentado por largo rato con las rodillas más elevadas que las caderas puede ser también un causante de dificultades para este músculo. Cuando hay puntos de activación en el tensor de la fascia lata, el dolor se siente profundamente en la cadera en la zona del trocánter mayor, el grueso extremo superior del hueso largo del muslo. El dolor puede llegar hasta la parte exterior del muslo hacia la rodilla. Es posible que no pueda sentarse durante un período prolongado sin sentir dolor y que le resulte difícil caminar con rapidez. Debido a la sensibilidad en el trocánter mayor,

Dolor de los muslos y de las rodillas

los puntos de activación en este músculo pueden fácilmente diagnosticarse por error como bursitis del trocánter.

Para localizar el tensor de la fascia lata, tiéndase boca arriba. Coloque una mano sobre el lado exterior del hueso coxal (el hueso de la cadera). Cuando junte las rodillas debería sentir la contracción del tensor de la fascia lata sobre la parte exterior de la pelvis. Aplique masaje en sus fibras hasta localizar bandas tensas y puntos sensibles. Para liberarlos, dé la vuelta sobre un costado y coloque una pelota dura y pequeña entre el músculo y el suelo. Permita que el peso de su cuerpo comprima los puntos de activación contra la pelota.

Estire el tensor de la fascia lata después que haya trabajado sobre él. Póngase de pie o siéntese en el borde de una silla. Flexione la pierna y agarre el tobillo con la mano. Rote un tanto la rodilla hacia afuera y extienda al mismo tiempo la cadera y suba el pie hacia el glúteo. Mantenga el estiramiento y cuente lentamente hasta quince o veinte. Repita esto varias veces al día para que la liberación sea completa.

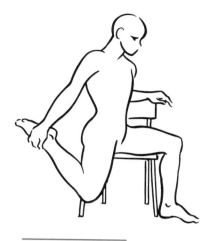

Estiramiento: Tensor de la fascia lata

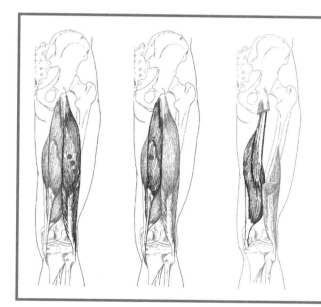

Isquiotibiales
Bíceps femoral
Semitendinoso
Semimembranoso

Isquiotibiales y puntos de activación De izquierda a derecha: Bíceps femoral, semitendinoso, semimembranoso

LA TENSIÓN DE LOS ISQUIOTIBIALES, los músculos que se encuentran en la parte trasera del muslo, suele ocasionar dificultades tanto para los deportistas como para los no deportistas. Es el motivo más frecuente de no poder tocarse los dedos de los pies cuando uno dobla el cuerpo hacia adelante. La tensión de los isquiotibiales contribuye al achatamiento de la curvatura lumbar normal y a la tensión en los músculos de la región lumbar. La tensión de los isquiotibiales es tan común en los niños como en los adultos.

Dolor de los muslos y de las rodillas

■

Puede determinar por sí mismo si sus isquiotibiales están tensos. Tiéndase boca arriba con las piernas extendidas. Levante una pierna del suelo lo más alto que pueda, sin doblar las rodillas y con la parte inferior de la espalda en el suelo, y mantenga relajados el cuello y la parte superior de los hombros. Debería poder apuntar con los dedos de los pies casi rectos hacia el techo: un ángulo de 80 grados se considera "normal".* Si no alcanza siquiera a ponerlos a ese ángulo o si necesita doblar las rodillas o arquear la espalda para alzar la pierna, quiere decir que los isquiotibiales están tensos.

Los músculos isquiotibiales son músculos "de dos articulaciones": cruzan la cadera *y* la rodilla y, por lo tanto, actúan sobre ambas. Hay tres músculos isquiotibiales: el bíceps femoral, el semitendinoso y el semimembranoso. Todos se insertan en la pelvis en las tuberosidades isquiáticas, el isquion. El bíceps femoral se inserta por debajo de la articulación de la rodilla en la cabeza abultada de la fíbula o peroné, el más pequeño de los dos huesos de la parte inferior de la pierna. El semitendinoso y el semimembranoso se insertan por debajo de la articulación de la rodilla, uno encima del otro, sobre la parte interior de la pierna en la parte de atrás de la tibia, el más grande de los dos huesos de la parte inferior de la pierna.

Los músculos isquiotibiales flexionan la parte inferior de la pierna (acercan el talón al glúteo) y extienden el muslo, un movimiento que ayuda en la acción de subir escaleras y es esencial para mantener erguido el tronco. Los isquiotibiales ayudan a impedir que uno se caiga hacia adelante mientras camina.

La compresión de los isquiotibiales suele ser lo que da lugar a puntos de activación. Estar sentado en una silla o en un auto de forma que la parte de atrás de los muslos esté presionada contra el asiento es una forma segura de que surjan puntos de activación en los isquiotibiales. También produce puntos de activación la sobrecarga del músculo durante actividades deportivas en las que hay que correr: son ejemplos de ello el fútbol americano, el baloncesto y el fútbol tradicional. Mantener los isquiotibiales en una posición acortada produce puntos de activación—montar en una bicicleta mal ajustada, usar técnicas inadecuadas al nadar, hacer caminatas prolongadas o ir cuesta abajo por laderas empinadas y guardar cama por largo tiempo son situaciones en que los isquiotibiales se mantienen en una posición acortada durante mucho tiempo.

*Kendall, McCreary y Provance, 36.

Cuando hay puntos de activación en el bíceps femoral, el dolor se siente en la parte de atrás del lado exterior de la rodilla; en el caso de los puntos de activación en el semitendinoso y el semimembranoso, el dolor se siente en la parte inferior del glúteo y la parte superior del muslo. El dolor puede extenderse hacia abajo por la parte trasera del muslo y la pierna, incluso hasta la pantorrilla. Quizás sienta dolor al caminar, incluso hasta el punto de cojear. Le resulta muy incómodo estar sentado; la compresión de los muslos contra el asiento exacerba el dolor. No es de sorprender que los puntos de activación en los isquiotibiales a menudo se confundan con la ciática. Como los isquiotibiales funcionan en tan estrecha colaboración con los cuádriceps, los puntos de activación en los isquiotibiales también someten los cuádriceps a una tensión considerable. Esto puede provocar dolor en la parte delantera de los muslos y rodillas. Este dolor no remitirá mientras no desaparezca la tensión en los isquiotibiales y los cuádriceps.

Puede localizar al tacto las inserciones de los isquiotibiales mientras está sentado. Su inserción superior es en las tuberosidades isquiáticas, el isquion. Si coloca las manos, con las palmas hacia arriba, bajo los glúteos, sentado en una silla, y luego mueve un poco las caderas hacia adelante y hacia atrás, sentirá moverse el isquion. Para palpar la inserción superior de los isquiotibiales, agarre su rodilla derecha con la mano derecha por el lado exterior y la mano izquierda por el lado interior. Coloque las yemas de los dedos en la cavidad de la parte trasera de la rodilla. Es el espacio poplíteo. Con las manos en esta posición, su mano derecha puede palpar el tendón del bíceps femoral y su mano izquierda puede sentir el tendón del semitendinoso (el tendón del semimembranoso se encuentra debajo del semitendinoso, por lo que no podrá palparlo).

Puede trabajar sobre los puntos de activación de los isquiotibiales sentado en una silla o en el suelo con la pierna extendida frente a usted. Coloque una pelota dura y pequeña, por ejemplo, una pelota de tenis, debajo del muslo en la zona de mayor sensibilidad, que probablemente será en el punto medio del muslo, un tanto hacia la izquierda o hacia la derecha, según cuál de los isquiotibiales esté más afectado. Permita que la compresión del músculo extienda las bandas tensas de tejido muscular y libere los puntos de activación. Persista en esta tarea. Trate todos los puntos de activación en los isquiotibiales para que la liberación sea completa.

Estire los isquiotibiales después del tratamiento. Coloque el talón

Dolor de los muslos
y de las rodillas

■

165

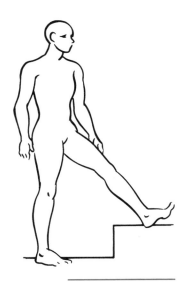

Estiramiento 1: Isquiotibiales

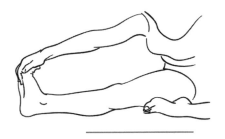

Estiramiento 2: Isquiotibiales

de la pierna que desea estirar sobre un escalón, un muro o una silla. Asegúrese de mantener el muslo directamente frente a las caderas, no hacia un lado, y de mantener los dedos de los pies en punta hacia arriba. Mantenga el ángulo entre la cadera y el muslo mientras dobla lentamente las caderas hacia adelante. No tiene que elevar demasiado la pierna para sentir el estiramiento. Si la posición de la cadera y el muslo es correcta, sentirá un gran estiramiento. Manténgase así y cuente lentamente hasta quince o veinte; repítalo cada cierto tiempo durante el día.

También puede estirar los isquiotibiales si se sienta en el suelo con la pierna extendida frente a usted. Puede hacer esto con una pierna cada vez o con las dos piernas al mismo tiempo. Mantenga recta la rodilla y coloque la palma de la mano en la parte inferior del pie. Acerque hacia sí los dedos de los pies y el tobillo. Mantenga esta posición y cuente lentamente hasta quince o veinte.

Cuando haya eliminado el dolor mediante el autotratamiento y el estiramiento, es importante estirar bien los isquiotibiales para evitar los numerosos problemas que pueden ocasionar los isquiotibiales acortados. Deberá tener paciencia y constancia con el estiramiento. El verdadero alargamiento del músculo quizás tome semanas o meses, pero es tan importante, que bien vale el tiempo y el esfuerzo invertidos. Debido a la estrecha relación de trabajo entre los aductores (página 144) y los isquiotibiales, es sumamente importante que estire los aductores además de los isquiotibiales para que la liberación sea completa. Vea las instrucciones para el estiramiento de los aductores en la página 145.

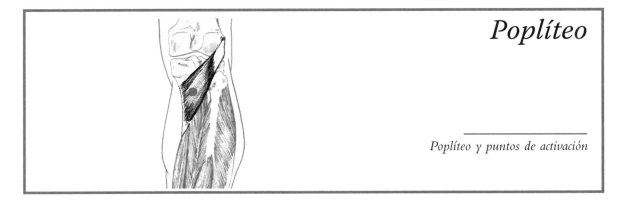

Poplíteo

Poplíteo y puntos de activación

Dolor de los muslos
y de las rodillas

166

EL POPLÍTEO es un músculo pequeño que se encuentra en la parte trasera de la rodilla. Se inserta en la parte exterior del hueso del muslo y en la tibia, el más largo de los dos huesos de la parte inferior de la pierna. Participa en el doblamiento de la rodilla porque ayuda a destrabar la articulación de la rodilla. También ayuda a impedir que el muslo se mueva hacia adelante sobre la parte inferior de la pierna cuando se agacha o cuando hace recaer su peso sobre la rodilla doblada.

Pueden surgir puntos de activación en el poplíteo durante la práctica de deportes que requieren arrancadas, paradas y giros rápidos con las rodillas dobladas. Son susceptibles tanto los esquiadores de descenso, como los senderistas, tenistas, jugadores de fútbol tradicional y fútbol americano, patinadores sobre hielo y bailarines. Lo mismo puede suceder a mujeres que usan tacones altos. Surgen puntos de activación en el poplíteo en combinación con puntos de activación en los isquiotibiales y el gastrocnemio. Al liberarse estos últimos, se pueden detectar los puntos de activación del poplíteo.

Los puntos de activación en el poplíteo producen dolor en la parte trasera de la rodilla, particularmente al agacharse, correr o andar cuesta abajo o bajar escaleras. Tal vez no pueda enderezar la rodilla sin dolor.

El poplíteo es difícil de trabajar porque se encuentra en la parte trasera de la rodilla debajo del extremo superior de los dos músculos grandes de la pantorrilla: el gastrocnemio y el sóleo. Siéntese en una silla y coloque la pierna doblada sobre un escabel (banquito). Coloque los dedos en la parte trasera de la rodilla. Sentirá unos finos tendones en la parte de atrás del lado interior de la rodilla. Masajee profundamente justo al lado de esos tendones a través del músculo grueso que se encuentra junto a ellos. Trabaje con los dedos, aunque se le cansen. Hay demasiadas estructuras delicadas en la parte de atrás de la rodilla que se pudieran lastimar si se utilizara en ellas un objeto más duro.

El estiramiento del poplíteo se realiza sentándose en una silla baja con el pie apoyado en el suelo o a una altura normal con la pierna sobre un escabel. Flexione la parte inferior de la pierna de 15 a 20 grados. Agarre con la mano el extremo inferior del muslo para inmovilizarlo al rotar la parte inferior de la pierna hacia afuera. Sentirá como si casi no se estuviera moviendo, pero puede confiar en que el músculo se está estirando. Manténgase así y cuente hasta quince o veinte y repita el estiramiento dos o tres veces en cada sesión.

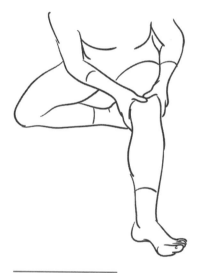

Estiramiento: Poplíteo

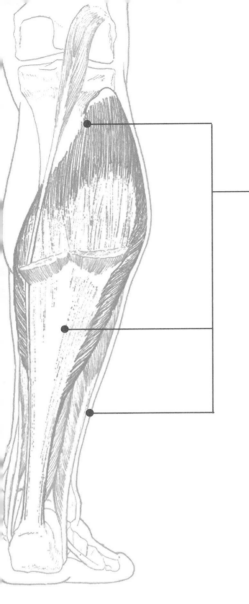

Dolor de la parte inferior de las piernas, los tobillos y el pie

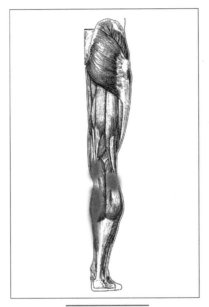

Patrón de dolor: Gastrocnemio

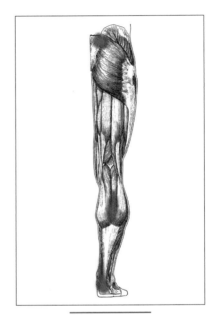

Patrón de dolor: Sóleo

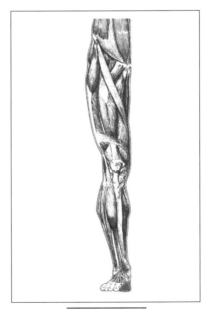

Patrón de dolor: Tibial anterior

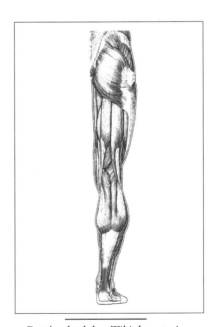

Patrón de dolor: Tibial posterior

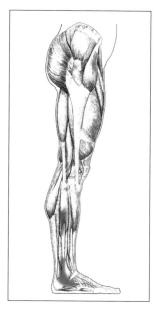

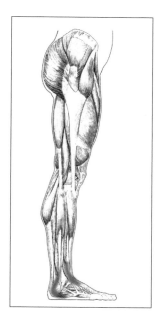

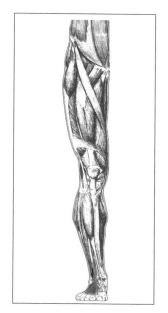

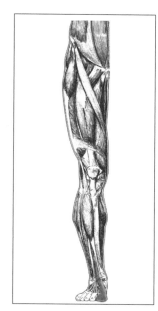

Peroneo largo y
peroneo corto

Peroneo tercero

Extensor largo de
los dedos

Extensor largo del
dedo gordo

Patrón de dolor: Peroneos

Patrón de dolor: Extensores largos
de los dedos de los pies

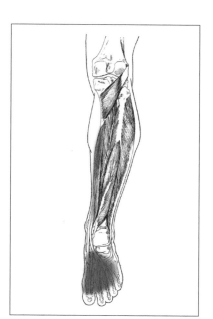

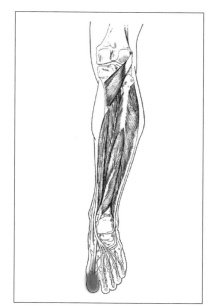

Flexor largo de los dedos

Flexor largo del dedo gordo

Patrón de dolor: Flexores largos de
los dedos de los pies

Correr, practicar el jogging, saltar, hacer carreras de velocidad, caminar, practicar el senderismo, patear, saltar, bailar: ¿qué tienen en común todas estas actividades?

Cada una a su manera puede causar lesiones de los músculos y articulaciones del pie y la pierna.

Son veintiocho los huesos que forman la pierna, el tobillo y el pie. El tobillo y el pie consisten en siete huesos tarsales, cinco huesos metatarsales y las catorce falanges que componen la estructura ósea de los cinco dedos de los pies. Nuestra capacidad de estar pie, mantener el equilibrio, caminar y participar en las actividades que nos gustan depende del funcionamiento adecuado de esta parte del cuerpo. La parte inferior de las piernas, los tobillos y el pie proporcionan la base de apoyo necesaria para la postura erguida. Esta parte del cuerpo soporta el peso y sufre las consecuencias de nuestras malas caídas y de nuestras preferencias de calzado.

Los esguinces del tobillo son unas de las lesiones más comunes en los deportes. Caer de un salto sobre el lado del pie, pisar una piedra suelta, colocar incorrectamente el pie al bajar de un bordillo o contén—todas estas y otras actividades pueden provocar esguinces del tobillo y lesiones de los músculos que actúan sobre el tobillo y el pie. Los músculos peroneos se ven particularmente afectados por las torceduras del tobillo. Desafortunadamente, muchas veces no se les presta la debida atención en el tratamiento de esguinces del tobillo.

El bailarín, el gimnasta y el experto en artes marciales se valen de los pies para realizar complicadas combinaciones de movimientos en los que es fundamental mantener el equilibrio, el cual debe emanar de los pies. Sus acciones dependen de la fuerza y la acción integrada de los músculos de la parte inferior de las piernas y los pies. Pero esas acciones son precisamente las que pueden producir lesiones por uso excesivo de esos músculos tan importantes. Las piernas y pies son los cimientos de la actividad para los corredores, aficionados al jogging, caminadores y senderistas; las piernas y pies soportan el impacto de las superficies irregulares o duras, las playas de arenas suaves y los caminos y colinas desnivelados. Los jugadores de baloncesto, los tenistas y corredores con obstáculos saltan y caen una y otra vez. Los jugadores de fútbol, tanto tradicional como americano, y los jugadores de béisbol corren y dan patadas, arrancan, se detienen y giran "en un santiamén".

En algunos deportes resulta evidente el uso de los pies y la parte inferior de las piernas; en otros, no es tan evidente. Los esquiadores alpinos ciñen los pies y tobillos en botas que les limitan la libertad de movimiento, y muchas veces permanecen con esas botas durante horas y horas. Esto es esencial en el esquí de descenso. Pero esta misma inmovilidad podría ser la causa del surgimiento de puntos de activación en algunos de los músculos de la parte inferior de la pierna.

Los deportes y la danza no son los únicos causantes de lesiones de los músculos de las piernas y pies. El calzado apretado o gastado que ya no proporciona el soporte y la estabilidad adecuados suele ocasionar lesiones de los músculos de las piernas y pies. La estructura interna de soporte del calzado deportivo a menudo se desgasta antes de que el zapato se vea viejo y desgastado por afuera. Las mujeres a menudo seleccionan su calzado siguiendo la moda del día, pero algunos de esos zapatos no proporcionan al pie suficiente estabilidad. Ya sea por el tacón demasiado alto, porque un dedo queda demasiado apretado o porque el zapato se sale fácilmente del pie, caminar con esos zapatos, aunque sea a distancias cortas, puede contribuir a la distensión de los músculos de las piernas y pies.

El calzado inadecuado o mal ajustado puede tener un efecto desfavorable no sólo en los músculos de los pies, tobillos y piernas. El soporte adecuado de la extremidad inferior es esencial para la

Dolor de la parte inferior de las piernas, los tobillos y el pie

■

correcta alineación de las rodillas, caderas y espalda. La falta de apoyo puede producir dolor y disfunción en estas zonas y puede retrasar o inhibir la completa sanación de los músculos en estas zonas, si surgieran problemas en ellos.

Los pies son la base de nuestra postura erguida. Independientemente de su profesión, sus pasiones y sus pasatiempos, ser consciente de la importancia de mantener una base estable es una parte importante de la reducción de las restricciones y lesiones de las piernas y pies, así como de las rodillas, caderas y espalda.

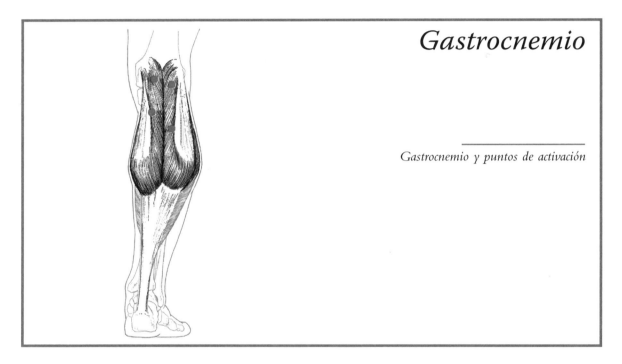

Gastrocnemio

Gastrocnemio y puntos de activación

EL GASTROCNEMIO es el músculo que da a la pantorrilla su forma característica. Está compuesto por dos cabezas que se encuentran en los dos tercios superiores de la parte inferior de la pierna. Las fibras superiores del gastrocnemio se insertan en el fémur (el hueso largo del muslo), cruzan la articulación de la rodilla y luego se unen con el músculo sóleo hasta insertarse en la parte de atrás del talón a través del tendón de Aquiles. La acción principal del gastrocnemio es la flexión plantar del pie, la acción que uno realiza cuando pone un pie en punta o cuando se apoya en la almohadilla del pie. Dado que sus fibras superiores cruzan la articulación de la rodilla, también ayuda a flexionar la rodilla cuando la pierna no sostiene el peso del cuerpo.

Surgen puntos de activación en el gastrocnemio debido a la sobrecarga del músculo, por ejemplo, al exagerar en la frecuencia y la intensidad del ejercicio de poner los pies en punta (flexión plantar excesiva). Los bailarines y particularmente los de ballet—que trabajan constantemente para desarrollar la capacidad de poner el pie firmemente en punta, con un bello arco, para poder danzar en media punta alta—presentan un riesgo constante de presentar puntos de activación en este músculo. Son susceptibles de ello las mujeres que usan zapatos de tacón alto. Los nadadores, clavadistas y buceadores también pueden tener puntos de activación en el gastrocnemio debido a la posición de los pies en flexión plantar. Las actividades que hacen trabajar al músculo mientras se encuentra estirado pueden ser igualmente problemáticas: practicar el jogging cuesta arriba, escalar laderas empinadas o caminar por superficies con pendiente. Los ciclistas que montan en bicicletas mal ajustadas son también susceptibles de presentar puntos de activación en este músculo. Si el asiento es demasiado bajo el gastrocnemio se ve sobrecargado al pedalear. La inmovilidad de la pierna y la reducción de la circulación en la pierna también contribuyen al surgimiento de puntos de activación en el músculo.

Cuando hay puntos de activación en el gastrocnemio, lo más común es que el dolor se sienta localmente en la pantorrilla. En algunos casos el dolor puede irradiar hacia la parte trasera de la rodilla y también posiblemente al empeine. Los puntos de activación no producen una restricción perceptible del movimiento o debilidad en el músculo. Con todo, tal vez no pueda enderezar por completo la rodilla cuando tiene el pie flexionado con los dedos de los pies estirados hacia atrás (posición denominada flexión dorsal). Los puntos de activación también pueden producir calambres en la pantorrilla en la noche durante las horas de sueño.

Como el gastrocnemio tiene dos cabezas, tendrá que palpar las dos para detectar bandas tensas y puntos de activación. Siéntese en el suelo con la pierna extendida frente a usted, la rodilla doblada y el pie relajado en el suelo. También puede sentarse en un sofá o en una silla y colocar el pie sobre un escabel (banquito) o mesa de centro frente a usted. Si está trabajando sobre la pierna derecha, use la mano derecha para trabajar en la cabeza de la parte exterior de la pierna y la mano izquierda para trabajar en la cabeza de la parte interior. Si le resulta más fácil, puede concentrarse en una sola cabeza del músculo a un tiempo.

Palpe la parte de atrás del talón. En él se inserta el tendón más

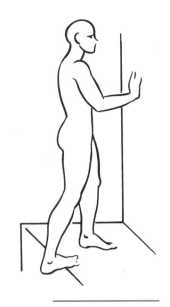

Estiramiento 1: Gastrocnemio

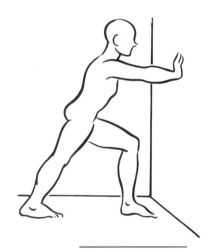

Estiramiento 2: Gastrocnemio

grueso y más fuerte del cuerpo, el tendón de Aquiles. Palpe el tendón desde abajo hacia el medio de la pantorrilla. Podrá sentir la diferencia en textura donde el grueso tendón se fusiona con el músculo, que es más suave y flexible. Siga subiendo por el músculo, hacia la parte trasera de la rodilla, palpando hasta encontrar bandas tensas y puntos sensibles dentro de ellas. Una vez que haya localizado las bandas, use los dedos, la goma de borrar de un lápiz o cualquiera de los dispositivos de tratamiento disponibles en el mercado para comprimir el punto de activación. Los puntos de activación en el gastrocnemio llevan mucho trabajo para liberarlos por completo—varias sesiones diarias durante varios días seguidos. Además, estirar el músculo es esencial después de trabajarlo.

Para estirar el gastrocnemio, coloque la almohadilla del pie sobre un escalón o bordillo y mantenga el talón por debajo del nivel del escalón. Mantenga la rodilla recta al estirar la pantorrilla. Mantenga esta posición y cuente hasta veinticinco o treinta.

También puede ponerse de pie a unas 12 pulgadas de la pared, colocando las manos sobre la pared a nivel del tórax. Coloque la pierna que desea estirar aproximadamente 18 pulgadas por detrás de la otra pierna, asegurándose de mantener los dedos de ambos pies hacia la pared y los pies separados al ancho de la cadera. Doble la rodilla de la pierna delantera, manteniendo recta la pierna trasera. Debe mantener su peso sobre la pierna delantera. Mantenga esta posición y cuente hasta veinticinco o treinta.

Estire el gastrocnemio muchas veces al día hasta alcanzar la completa liberación.

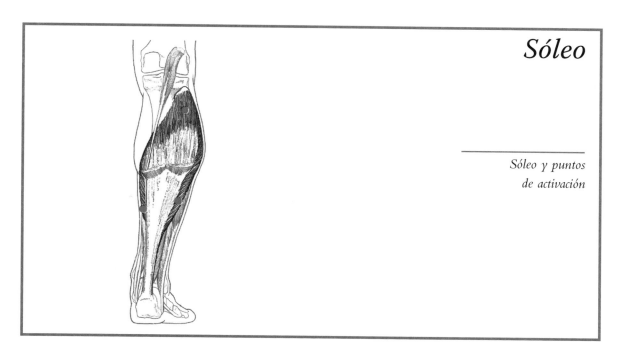

Sóleo y puntos
de activación

EL MÚSCULO SÓLEO se encuentra justo por debajo del gastrocnemio. Sus fibras superiores se conectan con los dos huesos de la parte inferior de la pierna: la tibia (el hueso más grande de los dos) y la fíbula (el hueso exterior, más pequeño). El sóleo, junto con el gastrocnemio, se inserta en el talón a través del tendón de Aquiles. El sóleo realiza la flexión plantar del pie, la acción que uno realiza cuando pone el pie en punta o se yergue sobre la almohadilla del pie. También contribuye a estabilizar la articulación del tobillo.

Los puntos de activación surgen en el sóleo debido fundamentalmente a la sobrecarga del músculo. Los bailarines que se deslizan sobre un suelo excesivamente resbaloso son susceptibles de sufrir puntos de activación en el sóleo, y lo mismo nos sucede a cualquiera de nosotros al caminar por aceras cubiertas de hielo o por pisos mojados. Caminar o practicar el jogging sobre una superficie sesgada o una carretera con pendiente transversal aguda también sobrecarga el sóleo y produce puntos de activación. Caer sobre la almohadilla del pie al bailar, saltar, brincar o practicar el jogging puede dar lugar a puntos de activación. Lo mismo puede suceder al practicar el senderismo por laderas empinadas. Patinar o esquiar sin suficiente soporte en el tobillo también puede producir puntos de activación en el sóleo.

Cuando hay puntos de activación en la parte baja del músculo sobre la parte interior de la pierna, la queja más común se refiere al dolor y sensibilidad del talón. No sólo experimentará dolor a todo lo largo del tendón de Aquiles, sino que el talón propiamente

Dolor de la parte
inferior de las piernas,
los tobillos y el pie

■

dicho puede estar muy sensible al tacto. Tal vez no pueda realizar la flexión dorsal del pie completamente sin que le duela, debido a la restricción ocasionada por los puntos de activación. Esto puede causarle dificultad para caminar, especialmente al andar cuesta arriba o subir y bajar escaleras. Estos síntomas pueden llevar a un diagnóstico de tendinitis de Aquiles, pero la liberación de los puntos de activación eliminará el dolor y los síntomas. Aunque es menos común, pueden surgir puntos de activación en la parte exterior de la pierna, en medio del músculo, lo que produce dolor en el centro de la pantorrilla. El punto de activación más atípico es el de la parte superior del músculo, que produce dolor en el centro de la región lumbar, en la coyuntura del sacro y la pelvis (la articulación sacroilíaca).

Para localizar los puntos de activación más comunes en el sóleo, siéntese en una silla y coloque sobre la otra rodilla el tobillo de la pierna con la que desea trabajar. Comience por encontrar el grueso tendón de Aquiles unido al talón. Palpe el tendón hacia arriba, en dirección al centro de la pantorrilla y busque dónde se inserta en la musculatura más elástica del gastrocnemio (página 172). Coloque el pulgar en el punto donde se encuentran el tendón de Aquiles y el gastrocnemio. Mueva el pulgar hacia la parte delantera de la pierna y sentirá la parte trasera del hueso largo de la pierna, la tibia. El músculo que siente entre el tendón de Aquiles y el hueso es el sóleo.

Los puntos de activación se encontrarán en las bandas tensas localizadas entre el tendón y el hueso. Éste es el punto de activación que produce dolor en el talón. Con el dedo pulgar, palpe el sóleo en busca de puntos sensibles. Comprima los puntos sensibles con el pulgar hasta que sienta el ablandamiento y la liberación bajo el dedo. Repita esto varias veces al día para liberar por completo el músculo.

Para localizar puntos de activación en la parte superior del músculo, coloque el pie sobre un escabel (banquito) o mesa de centro. Palpe la parte superior del lado de afuera de la pierna, justo por debajo de la articulación de la rodilla. Aquí podrá sentir la cabeza redonda de la fíbula o peroné, el más pequeño de los huesos de la parte inferior de la pierna. Palpe profundamente en busca de bandas tensas y puntos de activación que estén por debajo de la cabeza de la fíbula. Este punto de activación produce dolor en el centro de la pantorrilla. Siga esas bandas hasta la mitad de la pierna para localizar puntos de activación por el lado exterior del sóleo. Estos puntos de activación producen el síntoma fortuito de dolor en la región lumbar en

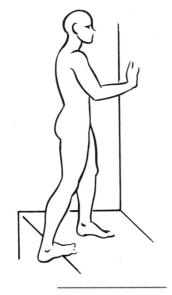

Estiramiento 1: Sóleo

Dolor de la parte inferior de las piernas, los tobillos y el pie

■

la coyuntura del sacro y la pelvis. Para liberar por completo el músculo tendrá que trabajar sobre estos puntos de activación varias veces al día.

Después del tratamiento, practique el estiramiento. Estire el sóleo apoyando la almohadilla del pie sobre un escalón o bordillo. Mantenga el talón por debajo del nivel del escalón. Mantenga la rodilla doblada al estirar la pantorrilla. Mantenga la posición y cuente hasta veinticinco o treinta.

También puede ponerse de pie a unas 12 pulgadas de la pared, colocando las manos sobre la pared a nivel del tórax. Coloque la pierna que desea estirar aproximadamente 18 pulgadas por detrás de la otra pierna, asegurándose de mantener los dedos de ambos pies hacia la pared y los pies separados al ancho de la cadera. Doble las dos rodillas para estirar el sóleo. Mantenga esta posición y cuente hasta veinticinco o treinta.

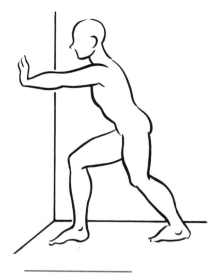

Estiramiento 2: Sóleo

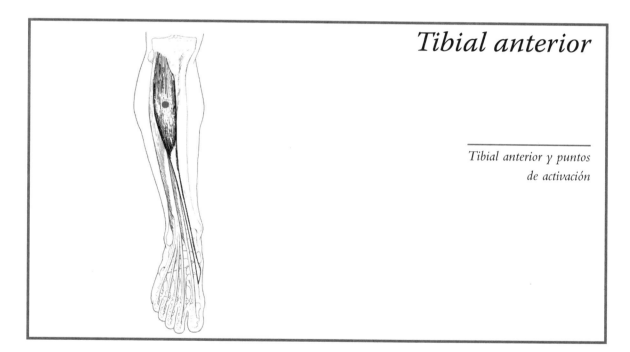

Tibial anterior

Tibial anterior y puntos de activación

EL TIBIAL ANTERIOR se encuentra por fuera del frente de la parte inferior de la pierna, al lado mismo de la canilla. Se inserta en la parte superior de la tibia, o sea, el hueso grande de la parte inferior de la pierna. Sus fibras se encuentran en los dos tercios superiores del espacio existente entre tibia y la fíbula (el hueso más pequeño de la parte inferior de la pierna). Su tendón cruza hacia la parte interior del tobillo y se inserta en la parte inferior del pie, aproximadamente en el centro.

Dolor de la parte inferior de las piernas, los tobillos y el pie
∎

El tibial anterior realiza la flexión dorsal del pie (llevar la parte superior del pie hacia la canilla) e invierte el pie. Para invertir el pie, apóyelo por completo en el suelo. Levante del suelo el arco y el dedo gordo del pie, manteniendo apoyado en el suelo el filo del pie, es decir, el lado del dedo meñique. (La eversión es la acción opuesta. Para evertir el pie, colóquelo en el suelo y levante el filo del pie, manteniendo el dedo gordo y el arco hacia abajo.)

El tibial anterior contribuye a mantener el equilibrio en posición de pie. Se mantiene muy activo durante la mayoría de las actividades deportivas y danzarias, especialmente al caminar de prisa, correr, practicar el jogging, hacer carreras de velocidad y saltar a más de dos pies de altura. Los jugadores de baloncesto y los bailarines presentan un gran riesgo de tener puntos de activación en el tibial anterior.

Los puntos de activación surgen más comúnmente en el tibial anterior como resultado de un trauma de la articulación del tobillo, como un esguince o fractura del tobillo. No obstante, caminar sobre una superficie irregular o una carretera con pendiente transversal aguda también puede afectar el músculo. La tensión en los dos músculos grandes de la pantorrilla, el gastrocnemio y el sóleo, también puede ocasionar la restricción del tibial anterior. Piense en cómo esto podría afectar a los bailarines. Los bailarines de ballet siempre están tratando de dominar la media punta alta y un arco pronunciado, acciones que constantemente producen tensión en el gastrocnemio y el sóleo, y frecuentemente realizan saltos a dos pies de altura. Ambas son causas importantes de puntos de activación en el tibial anterior.

Cuando hay puntos de activación en el tibial anterior, el dolor se siente principalmente en la parte interior del frente del tobillo y en el dedo gordo. Quizás haya algún dolor en la parte exterior de la pierna donde se encuentra el músculo. Quizás sienta que el tobillo está débil y podría tropezar o caerse porque no levanta completamente del suelo los dedos de los pies al caminar.

Para localizar el tibial anterior deberá buscar la canilla, que es en realidad parte de la tibia. La parte superior de la canilla puede sentirse justo por debajo de la rodilla. Su borde anguloso puede sentirse a todo lo largo de la parte inferior de la pierna. El tibial anterior se encuentra por la parte exterior de la canilla. Comience a palparlo justo por debajo de la rodilla. Aplique masaje hacia abajo por el lado exterior de la pierna justo al lado de la canilla, recordando que el tibial anterior sólo se encuentra sobre los dos tercios superiores de la parte inferior de la pierna. Aplique un masaje profundo hasta localizar bandas tensas. Los puntos de activación se encuentran frecuentemente hacia el tercio inferior del músculo, pero pueden surgir en cualquier parte de éste, por lo que debe palpar el músculo completamente. Puede ver dónde el tendón cruza la articulación del tobillo si realiza la flexión dorsal del pie y lo invierte. El tendón sobresale de inmediato por encima de la parte interior del tobillo.

Para estirar el tibial anterior, ponga un pie en punta lo más firmemente posible y crúcelo sobre el tobillo de la pierna en la que se apoya, de modo que los dedos de los pies apunten hacia un lado y el talón apunte hacia arriba. Doble la rodilla de la pierna en la que se apoya contra la parte trasera de la rodilla de la pierna que desea estirar. Mantenga esta posición y cuente hasta veinticinco o treinta. Al igual que con otros músculos de la parte inferior de las piernas, tendrá que estirar repetidamente el tibial anterior durante el día hasta alcanzar la completa liberación. También tendrá que estirar el gastrocnemio (página 174) y el sóleo (página 177) para liberar por completo la parte inferior de la pierna.

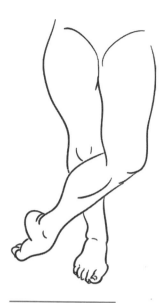

Estiramiento: Tibial anterior

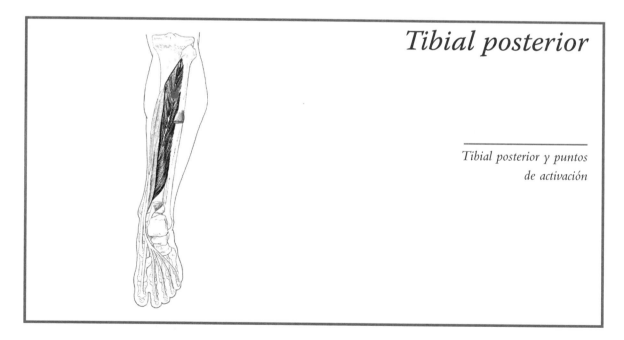

Tibial posterior

Tibial posterior y puntos de activación

EL TIBIAL POSTERIOR es el músculo más profundo de la parte inferior de la pierna. Se encuentra profundamente por debajo del sóleo, y se inserta en las superficies traseras de los dos huesos de la parte inferior de la pierna, la tibia y la fíbula. Su tendón pasa por detrás del hueso interno del tobillo hasta unirse en la parte inferior del pie con

Dolor de la parte inferior de las piernas, los tobillos y el pie

■

la mayoría de los huesos que forman el arco del pie. El tibial posterior mantiene el peso balanceado equitativamente sobre el pie, lo que impide que recaiga mucho peso sobre el arco al caminar. Distribuye equitativamente el peso del cuerpo entre los huesos del pie.

Los puntos de activación en el tibial posterior surgen más a menudo cuando están implicados otros músculos de la parte inferior de la pierna; rara vez se producen solamente en ese músculo. No obstante, practicar el jogging sobre superficies irregulares o carreteras con pendiente transversal aguda, los pies débiles y el uso de zapatos muy gastados que no impiden el movimiento innecesario del pie pueden contribuir al surgimiento de puntos de activación.

Los puntos de activación en este músculo producen dolor intenso en la zona del tendón de Aquiles por encima del talón y también en la planta del pie, particularmente el arco. Quizás sienta algún dolor sobre el centro de la pantorrilla, en el talón y en la parte inferior del pie y los dedos de los pies. Caminar o correr, particularmente sobre superficies irregulares, puede resultar muy doloroso. Si el tibial posterior ha tenido puntos de activación durante mucho tiempo, al caminar puede parecer que se la ha caído el arco y que tiene pie plano.

Debido a que se encuentra profundo en la pantorrilla, el tibial posterior no se puede palpar directamente, pero usted puede llevarse una idea de su sensibilidad dolorosa a través de la musculatura que lo cubre. Siéntese con el tobillo de la pierna que le duele cruzado sobre la otra rodilla. Busque la canilla con las yemas de los dedos. Pase los dedos sobre la dura superficie de la tibia hacia la parte de atrás de la pierna, palpando hasta encontrar el lugar donde termina el hueso y comienza el músculo suave. Ésa es la parte de atrás de la tibia. Haga presión con los pulgares en la parte de atrás de la tibia, en la mitad superior de la pierna. Si hay puntos de activación, la sensibilidad dolorosa se sentirá aproximadamente a mitad de camino entre el pliegue de la rodilla y el punto medio de la parte inferior de la pierna. Use los dedos pulgares para aplicar masaje en esa sensibilidad dolorosa.

Estire el tibial posterior sentado en el suelo con la pierna extendida frente a usted. Coloque una toalla o una banda elástica dynaband alrededor de la almohadilla del pie y estire el pie hacia usted. Tire con un poco más de fuerza del filo del pie (el lado del dedo meñique del pie). Esto hará que el filo del pie se alce un poco, lo

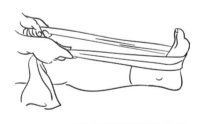

Estiramiento: Tibial posterior

Dolor de la parte inferior de las piernas, los tobillos y el pie

180

que lo evierte. Mantenga el estiramiento y cuente hasta quince o veinte. Repítalo varias veces durante el día.

Si hay puntos de activación en el tibial posterior los habrá también en los otros músculos de la parte inferior de la pierna. Asegúrese de estirarlos todos para que la liberación sea completa.

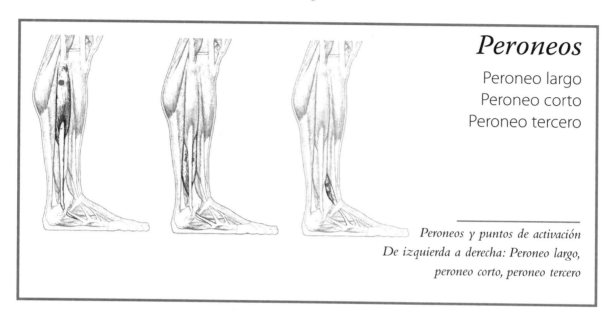

Peroneos

Peroneo largo
Peroneo corto
Peroneo tercero

Peroneos y puntos de activación
De izquierda a derecha: Peroneo largo,
peroneo corto, peroneo tercero

LOS MÚSCULOS PERONEOS, QUE SON LARGOS Y FINOS, se encuentran hacia afuera de la parte inferior de las piernas. El peroneo largo se inserta en la parte superior de la fíbula a un costado de la rodilla. El peroneo corto se inserta en los dos tercios inferiores de la fíbula y se encuentra debajo del peroneo largo. Juntos, sus tendones largos pasan por detrás del hueso externo del tobillo y se insertan en el medio del filo del pie. El peroneo tercero se inserta en el tercio inferior de la pared delantera de la fíbula. Su tendón pasa por delante del hueso externo del tobillo y se inserta en los otros dos músculos peroneos con el medio del filo del pie.

Los peroneos son los principales eversores del pie. Son los que permiten levantar del suelo el filo del pie.

Los puntos de activación surgen en los músculos peroneos con las torceduras o esguinces del tobillo, particularmente cuando uno tropieza y cae sobre el filo del pie. Los esguinces del tobillo son unas de las lesiones más comunes en los deportes. Todos los deportistas son susceptibles: corredores, aficionados al jogging, bailarines, jugadores de baloncesto, gimnastas, tenistas. La inmovilidad del tobillo y el pie es otra forma en que surgen puntos de activación. Si una lesión

Dolor de la parte
inferior de las piernas,
los tobillos y el pie

requiere poner la extremidad en escayola, pueden presentarse puntos de activación en los peroneos. También pueden surgir puntos de activación cuando el tibial anterior o el tibial posterior presentan tensión crónica. Usar tacones altos, cruzar las piernas por las rodillas y tener pie plano pueden producir puntos de activación en este músculo.

El dolor y sensibilidad combinado con debilidad o inestabilidad del tobillo son síntomas importantes de puntos de activación en los peroneos. El dolor es generalmente alrededor del hueso externo del tobillo y también en cierta medida hasta el filo del pie. Cuando el dolor se siente en torno a la parte externa del hueso del tobillo el peroneo largo y el aductor corto suelen ser los causantes; cuando se siente por delante del hueso del tobillo el peroneo tercero suele ser el causante. La sensibilidad ocasionada por puntos de activación puede diferenciarse de un esguince del tobillo, la lesión del ligamento tan común en los deportes. El esguince del tobillo suele ir acompañado por inflamación y un dolor centrado exactamente en la parte exterior de la articulación del tobillo. Cuando los puntos de activación son los causantes del dolor, no hay inflamación y el dolor está más disperso por todo el tobillo.

Para localizar los peroneos tendrá que encontrar primero la parte superior de la fíbula, el más pequeño de los dos huesos largos en la parte inferior de la pierna. Coloque una mano sobre la parte exterior de la articulación de la rodilla. Palpe hasta encontrar una pequeña prominencia ósea justo por debajo de la articulación. Ésa es la parte superior de la fíbula. Use las yemas de los dedos para buscar el borde anguloso de la fíbula por el costado de la parte inferior de la pierna hasta el hueso en la parte exterior del tobillo. La protuberancia en el extremo superior de la pierna es la parte superior de la fíbula; el hueso en la parte exterior del tobillo es su parte inferior. Los peroneos se encuentran a lo largo del margen frontal de ese hueso.

Palpe los peroneos, que se encuentran por delante de la fíbula. Si al mismo tiempo evierte el pie, o sea, levanta el filo del pie del suelo, sentirá la contracción de los músculos bajo sus dedos. Cuando hay puntos de activación sentirá los músculos como bandas tensas. El punto de activación en el peroneo largo puede sentirse aproximadamente a una pulgada por debajo de la protuberancia en la parte superior de la fíbula; los puntos de activación en el peroneo corto puede sentirse aproximadamente en el tercio inferior de la pierna. Palpe por delante de la parte inferior del hueso del tobillo, donde

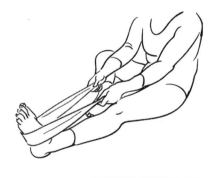

Estiramiento: Peroneos

Dolor de la parte inferior de las piernas, los tobillos y el pie

■

sentirá el peroneo tercero y su punto de activación. Siga repitiendo la eversión del pie para asegurarse de estar siguiendo las bandas de los peroneos.

Para estirar los peroneos, siéntese con la pierna extendida frente a usted. Coloque una tira o toalla alrededor del pie. Con el brazo opuesto, tire suavemente del pie, para llevarlo a la flexión dorsal y rotarlo hacia dentro. Sentirá el estiramiento sobre la parte exterior de la pierna. Mantenga la posición y cuente hasta quince o veinte. Repita esto varias veces al día para que la liberación sea completa.

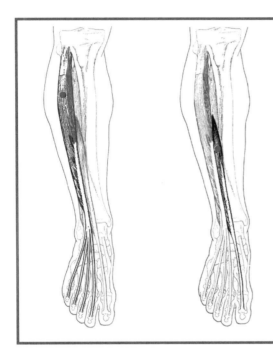

Extensores largos de los dedos de los pies

Extensor largo de los dedos
Extensor largo del dedo gordo

Extensores largos de los dedos de los pies y puntos de activación
Izquierda: Extensor largo de los dedos
Derecha: Extensor largo del dedo gordo

LOS EXTENSORES LARGOS, o sea, el extensor largo de los dedos y el extensor largo del dedo gordo, conjuntamente extienden todos los dedos de los pies. Ambos ayudan a otros músculos a realizar la flexión dorsal del pie, llevando la parte de arriba del pie hacia la pierna. Los extensores largos se encuentran en el espacio entre la tibia y la fíbula. Después de cruzar el tobillo, el extensor largo de los dedos se inserta en los cuatro dedos pequeños de los pies. El extensor largo del dedo gordo se inserta en la punta del dedo gordo. El funcionamiento eficiente de estos músculos es esencial para el funcionamiento adecuado del pie cuando uno está de pie o camina. Los dos músculos realizan un esfuerzo intenso en los saltos de pie.

Los puntos de activación surgen en los extensores largos debido a la sobrecarga muscular. Algunos de los causantes pueden ser

Dolor de la parte inferior de las piernas, los tobillos y el pie caminar sobre arena blanda o caminar o practicar el jogging sobre carreteras irregulares o con pendiente transversal aguda, y también lo pueden ser los tropiezos o las caídas. El uso de zapatos de tacón alto puede contribuir a sus lesiones, y lo mismo puede suceder al practicar la danza en media punta alta. La inmovilización de la pierna y el pie, como sucede al ponerlos en escayola, puede ser otro causante de dificultades para los extensores largos.

Cuando hay puntos de activación en el extensor largo de los dedos, el dolor se siente en la parte superior del pie y los tres dedos del medio de los pies. A veces el dolor puede sentirse incluso en el tobillo y posiblemente en la mitad inferior de la parte inferior de la pierna. Los puntos de activación en el extensor largo del dedo gordo producen dolor en el dedo gordo y quizás incluso en el tobillo. Podría experimentar calambres nocturnos en cualquier parte de estos músculos si hay puntos de activación; la existencia de bandas tensas y puntos de activación durante un período prolongado puede hacer que surjan dedos en martillo.

Para localizar el extensor largo de los dedos tendrá que buscar primero el tibial anterior, justo al lado de la canilla (página 177), y el peroneo largo, justo por delante de la fíbula (página 181). Una vez que haya localizado estos músculos podrá palpar entre ellos el extensor largo de los dedos. Las bandas tensas pueden sentirse unas tres pulgadas hacia abajo del abultado extremo superior de la fíbula. El extensor largo del dedo gordo se encuentra entre el tibial anterior y el extensor largo de los dedos, en los dos tercios superiores de la parte inferior de la pierna. Lo encontrará justo por debajo del nivel del tercio inferior de la parte más baja de la pierna frente a la fíbula. Una vez que haya localizado las bandas tensas puede hacer presión directamente en el músculo con los dedos o con un dispositivo de tratamiento.

El estiramiento de los extensores largos es esencial. En la posición de pie, ponga un pie firmemente en punta y crúcelo sobre el tobillo de la pierna en la que se apoya. Coloque los dedos de los pies de la pierna que desea estirar junto al talón de la pierna en la que se apoya. Doble la rodilla de la pierna en la que se apoya contra la parte trasera de la rodilla de la pierna doblada para estirar la parte superior del pie. Mantenga esta posición y cuente lentamente hasta quince o veinte. Repita esto muchas veces en el día hasta alcanzar la completa liberación.

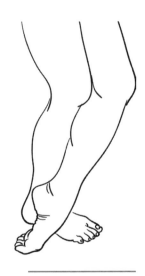

Estiramiento: Extensores largos de los dedos de los pies

Dolor de la parte inferior de las piernas, los tobillos y el pie

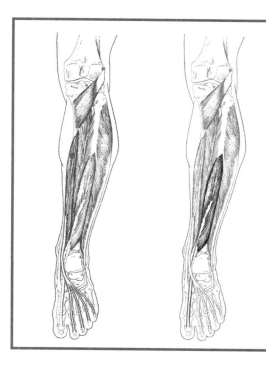

Flexores largos de los dedos de los pies

Flexor largo de los dedos
Flexor largo del dedo gordo

*Flexores largos de los dedos de
los pies y puntos de activación
Izquierda: Flexor largo de los dedos
Derecha: Flexor largo del dedo gordo*

LOS FLEXORES LARGOS, el flexor largo de los dedos y el flexor largo del dedo gordo, realizan conjuntamente la flexión plantar (poner en punta) de todos los dedos de los pies.

El flexor largo de los dedos es un músculo muy profundo que está por debajo del gastrocnemio y el sóleo en la parte de atrás de la pantorrilla. Se inserta en la parte de atrás de la tibia, se encuentra a lo largo de la parte inferior de la pierna, cruza por detrás del hueso interno del tobillo y se inserta en cada uno de los cuatro dedos pequeños de los pies en la parte inferior del pie. El flexor largo del dedo gordo se encuentra sobre la parte trasera de la fíbula. Va por todo el dorso de la parte inferior de la pierna, cruza detrás del hueso interno del tobillo, y se inserta en la parte de debajo del dedo gordo. Conjuntamente, estos dos músculos ayudan a mantener el equilibrio cuando el peso del cuerpo recae sobre la parte delantera del pie. Ayudan a estabilizar el tobillo al caminar. Estos dos músculos son extremadamente activos al saltar verticalmente con las dos piernas y al caer de este salto.

Pueden surgir puntos de activación en estos flexores largos por correr sobre superficies irregulares, arena blanda o superficies con pendiente transversal aguda, o por usar calzado que no proporciona un buen soporte en la planta del pie o el talón. El uso de zapatos que no sean lo suficientemente flexibles también puede producir puntos de activación. Cuando surgen puntos de activación en el

Dolor de la parte inferior de las piernas, los tobillos y el pie

■

185

flexor largo de los dedos, el dolor se siente en el medio de la planta del pie y posiblemente sobre la superficie de abajo de los cuatro dedos pequeños de los pies. Con los puntos de activación en el flexor largo del dedo gordo, el dolor se siente en la parte de debajo del dedo gordo y la parte de la almohadilla del pie adyacente a éste. El dolor empeora al estar de pie. Pueden surgir dedos en martillo como resultado de las bandas tensas en estos músculos.

Debido a la ubicación de estos músculos debajo del gastrocnemio y el sóleo, los flexores largos son difíciles de localizar al tacto. Para encontrar puntos de activación en el flexor largo de los dedos, siéntese en una silla y cruce el tobillo del pie que le duele sobre la rodilla de la otra pierna. Localice el borde anguloso de la tibia, o sea, la canilla. Mueva la mano sobre su superficie dura hacia la parte de atrás de la pierna. Aquí podrá sentir la superficie trasera de la tibia. Busque el flexor largo de los dedos unas tres pulgadas por debajo de la articulación de la rodilla, entre la tibia y el abultado gastrocnemio. Haga presión contra la parte de atrás de la tibia y luego hacia la parte exterior de la pierna, hasta detectar la sensibilidad en el flexor largo de los dedos. Es imposible palpar directamente el flexor largo del dedo gordo. Tendrá que hacer presión a través del grueso músculo sóleo para llegar al flexor. Presione profundamente, con el dedo pulgar o con un dispositivo de tratamiento, alrededor de dos tercios hacia abajo de la pierna desde la articulación de la rodilla. Estará aproximadamente donde empieza el tendón de Aquiles. Haga presión hacia la parte exterior de la pierna, hacia la fíbula, y detectará la sensibilidad ocasionada por la restricción del flexor largo del dedo gordo.

El estiramiento es esencial para llegar a liberar verdaderamente los flexores largos. Siéntese en el suelo con la pierna extendida frente a usted. Coloque la palma de la mano en la parte inferior del pie, llevando hacia sí los dedos de los pies. Espere a que el tobillo se relaje hasta que también se flexione con el estiramiento. Mantenga esta posición y cuente lentamente hasta quince o veinte. Repita esto muchas veces en el día para que la liberación sea completa.

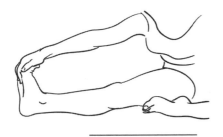

Estiramiento: Flexores largos de los dedos de los pies

Dolor de la parte inferior de las piernas, los tobillos y el pie

■

186

Pautas para la prevención de lesiones

Lo más importante que puede hacer para evitar que ocurran lesiones es mantener su salud general. Independientemente de su edad, su deporte, su capacidad o su empleo, establecer la costumbre de cuidarse a sí mismo es la manera más fácil de garantizar una larga y feliz participación en las actividades físicas de su preferencia. A continuación verá unas sencillas pautas que puede usar para mantenerse en forma, reducir el estrés y evitar lesiones. Estúdielos y analícelos para adaptarlos a su vida y practíquelos lo mejor que pueda. ¡Tenga una vida sana y disfrute intensamente de ella!

Escuche a su cuerpo.
El cuerpo humano es una máquina milagrosa e inteligente. Es capaz de sanarse a sí mismo. Tiene la capacidad de avisarnos de sus necesidades. A veces la manera en que nos alerta es a través de dolor, fatiga, frío, fiebre, cefalea, malestar y disfunción. Por supuesto, el propósito de esta retroalimentación es revelar si hay algún problema y hacernos ver que debemos actuar de formas que no contribuyan a empeorar el problema. Sin embargo, la utilidad de estas señales está limitada por nuestra disposición a prestarles atención y seguir las señales de advertencia.

Los deportistas, y particularmente los deportistas adultos, suelen ser muy apasionados acerca de su deporte. Lo vemos en el bailarín adulto, que es capaz de cualquier cosa con tal de no perderse una clase o los golfistas que están en el campo de golf cada vez que pueden salir, independientemente del tiempo que haya o de cómo se sientan. Vemos esta dedicación en todos los deportes y en muchos deportistas. ¿Cuántos de nosotros hemos optado por hacer ejercicios incluso cuando teníamos algún dolor muscular o de cabeza o algún tipo de lesión que estábamos seguros que sanaría por sí misma? Constantemente vemos a jovencitos que hacen caso omiso del dolor. Nosotros mismos también podíamos hacerlo cuando teníamos veinte o treinta años. Pero con la llegada de los cuarenta y los cincuenta nuestra adaptabilidad cambia. Nos lesionamos con más facilidad y nos toma más tiempo sanar. En la edad madura es particularmente importante escuchar al cuerpo.

Sea inteligente consigo mismo: Preste atención a las señales de advertencia que le da el cuerpo. Si está particularmente agotado, prescinda de su rutina de ejercicios. Si se está resfriando o si tiene los primeros indicios de una enfermedad de las vías respiratorias superiores, no se obligue a sí mismo a someterse a una clase o sesión de ejercicios fuertes. Hacer esto puede tener fácilmente el efecto de azuzar la enfermedad en lugar de hacerla desaparecer. Si sus músculos de la parte inferior del cuerpo están particularmente sensibles debido a los fuertes ejercicios del día anterior, estírelos levemente y déjelos descansar, incluso si tenía previsto ejercitarse con mayor intensidad ese día. Si un día siente un poco de sensibilidad en el tobillo, no haga carreras de larga distancia; en lugar de ello, espere un par de días para asegurarse de que el tobillo esté en la mejor forma posible. Trabaje con su cuerpo, *no* luche contra él.

Permita que su cuerpo descanse cuando lo necesite. Esto es importantísimo. Aplicar este sencillo principio le ayudará enormemente a evitar lesiones. Viva de maneras que le permitan seguir disfrutando su cuerpo y sus actividades durante mucho tiempo más.

Haga calentamiento antes de ejercitarse.

La participación en cualquier deporte o actividad exige que nuestros músculos estén flexibles y elásticos para poder realizar cómodamente las distintas acciones requeridas. Quien haya participado en cualquier deporte o actividad física sabe lo fácil que es lesionar los músculos y articulaciones cuando uno no ha calentado lo suficiente. Todo bailarín sabe que es imposible practicar saltos sin antes preparar las piernas, pies, caderas y espalda con un calentamiento completo. A medida que envejecemos, los músculos se hacen menos flexibles y adaptables. Tienden a acortarse y a ponerse tensos, lo que somete las articulaciones a un nivel mayor de estrés. Realizar actividades físicas sin suficiente preparación del músculo hace que tanto el músculo como la articulación sean propensos a sufrir lesiones. Es particularmente importante preparar los músculos antes de iniciar la actividad, independientemente de la actividad de que se trate.

En general es buena idea salir a caminar un poco para calentar los músculos. Además, el estiramiento suave y generalizado antes de realizar una actividad muscular es una forma maravillosa de preparar el cuerpo para el esfuerzo que va a realizar. Debo insistir en la importancia de la palabra *suave* en este caso. El objetivo del estiramiento antes del ejercicio consiste, no en alargar los músculos, sino en irrigar el músculo con la sangre y los fluidos del cuerpo.

Así pues, teniendo esto presente, muévase, someta las articulaciones a actividades moderadas en cuanto a la amplitud de movimiento, camine. Antes de practicar su deporte, prepare el cuerpo para el esfuerzo que está a punto de realizar, ¡incluso si considera que no es esfuerzo!

Practique la técnica adecuada para su deporte.

¡La técnica adecuada es sumamente importante!

La manera más fácil de lesionarse en la práctica de cualquier deporte consiste en usar técnicas inadecuadas. A la inversa, la mejor manera de evitar lesiones durante la práctica de cualquier deporte consiste en usar la técnica correcta. Sea cual sea su deporte, estudie la técnica adecuada de los profesionales. Tome una clase o una lección; lea libros sobre el tema; aplique la técnica adecuada. Cuando teníamos músculos jóvenes, suaves y flexibles podíamos arreglárnoslas haciendo las cosas a medias, pero ya no. Ahora realmente necesitamos usar los músculos de forma adecuada. Las recompensas serán grandes, no sólo porque el cuerpo funcionará mejor, sino porque su nivel de destreza en su deporte avanzará con mayor rapidez de lo que usted puede imaginar.

Entrénese a lo largo del día, no simplemente dentro de su sesión de ejercicios.

Un consejo común de los expertos en preparación física es que, para poder mantener una salud óptima, los adultos deben practicar alguna forma de ejercicio físico cada día durante treinta minutos como mínimo. Entre las horas que dedicamos al trabajo y a las actividades relacionadas con éste; a las compras, la preparación de alimentos, la limpieza y las diligencias del hogar, y las horas dedicadas al cuidado de nuestros hijos y/o padres, parecería simplemente que el día no tiene suficientes horas para hacer todo lo que necesitamos hacer, para ya no hablar de las cosas que *queremos hacer.*

Dicho esto, es de todos modos muy importante hacer algún tipo de ejercicio cada día.¿Cómo lograr esto?

Ejercitarse todos los días es en realidad mucho más sencillo de lo que parecería. Si piensa en las formas que adopta el ejercicio físico, es posible realizar varias minisesiones de entrenamiento a lo largo del día. Para alcanzar la excelencia en cualquier deporte o actividad el deportista debe hacer entrenamiento cruzado; todos los atletas deben practicar el estiramiento y desarrollar su fuerza, capacidad aeróbica y equilibrio. En lugar de considerar la rutina de ejercicios como una inversión de tiempo, piense en entrenar su conciencia. Debe *recordar* a lo largo del día que lo que quiere hacer es algún entrenamiento físico, incluso si no puede practicar su deporte preferido.

Para entrenar cuando tiene poco tiempo, trate de poner en práctica algunas de las sugerencias siguientes:

1. Parquee su auto a cierta distancia del lugar de destino y vaya andando.
2. Cuando pueda escoger entre las escaleras y el ascensor, use las escaleras. (O simplemente suba unos pisos por las escaleras si el piso a donde desea llegar es muy alto.)
3. Tome un descanso de su trabajo frente a la computadora y practique la flexión hacia adelante para estirar la espalda y las piernas. Puede hacer esto sentado o de pie.
4. Estire el cuello al estar sentado en un tren, en un automóvil o en la sala de su casa.
5. Cuando esté de pie en la ducha, estire la espalda, piernas, tórax y cuello.
6. Estire los costados y la espalda cuando tenga que extender los brazos para alcanzar un estante alto.
7. Al hacer fila en el mercado o en la parada de autobús o cuando esté de pie frente a la cocina preparando la comida, ponga todo su peso sobre un pie y mantenga el equilibrio.
8. Mantenga el equilibrio sobre una pierna mientras se pone los pantalones, calcetines o zapatos.
9. Para fortalecer los brazos y espalda, lleve las compras del mercado

y otros paquetes en los brazos en lugar de hacerlo en una bolsa echada al hombro.

10. Practique la buena postura durante todo el día. Esto le ayudará a fortalecer la espalda y el torso. Estire la cabeza y el cuello como si el tope de la cabeza estuviera suspendido del techo. Deje que el peso de los brazos, que cuelgan a los lados del cuerpo, le haga estirar los hombros hacia abajo. Relaje los omóplatos de modo que bajen hacia la cintura. Contraiga las costillas inferiores y el ombligo hacia la columna vertebral sin retraer la parte baja del abdomen. Puede hacer esto en posición sentada o de pie, absolutamente a cualquier hora del día, cada vez que se le ocurra.

11. Use técnicas adecuadas para levantar objetos, independientemente del peso del objeto que desee levantar. Incluso si lo que va a alzar del suelo es algo tan ligero como una llave, use las piernas para hacerlo. Póngase en cuclillas de modo que sus brazos queden más cerca del objeto que está en el suelo y utilice la fuerza de los músculos de las piernas para levantarse. Hacer cuclillas cada vez que va a levantar algo del suelo le fortalecerá las piernas y la espalda.

12. Relaje el cuerpo. Palpe sistemáticamente cada parte de su cuerpo, una por una. Llévese una idea de las tensiones existentes en los músculos y reléjelas intencionalmente. Comience con la cara, mandíbula, cabeza y cuello. Proceda a los hombros, los brazos y manos, el tórax, la parte superior de la espalda y la barriga y, por último, los muslos, piernas y pies. Le sorprenderá comprobar cuánta tensión tiene atrapada en esos músculos. El hecho de relajarlos le parecerá un sorprendente y maravilloso alivio.

El aire es el primer alimento de su cuerpo.
¡Consúmalo en la mayor cantidad posible!
Observe la respiración de un bebé cuando éste duerme. Verá cómo debe respirar el cuerpo. Observe cómo toda la caja torácica se mueve fácil y completamente. Se mueve de arriba a abajo y de lado a lado. Esto le muestra que los pulmones se están llenando con facilidad y en su totalidad. Los músculos del tórax, la barriga y la espalda son suaves y elásticos. No hay ninguna restricción. La respiración es completa.
    Puede hacer esto mientras está despierto.

1. Empiece por relajar el cuerpo. Siéntese o póngase de pie con el cuerpo naturalmente erguido y relajado. Mantenga estirada la

columna vertebral y permita que los hombros y la caja torácica se relajen y desciendan hacia la parte baja del abdomen. Relaje el tórax y los músculos abdominales. Deje que se relajen los glúteos y la parte baja de la barriga.

2. Luego aspire lentamente y permita que el abdomen se le expanda un poco con la respiración. Inhale y exhale lo más lenta y pausadamente que pueda. Respire de esta manera durante varios ciclos, permitiendo que la respiración llegue a la parte inferior de la caja torácica. Si siente tensión en el abdomen o el tórax, trate de relajarlos. Si tiende a alzar el tórax o los hombros, reléjelos y déjelos caer. Mantenga la respiración lenta y profunda.

3. Ahora respire profundamente. Relaje la caja torácica. A medida que relaja los músculos sentirá que su cuerpo se infla como un globo—primero se llenará el abdomen, luego el tórax. Esto hace que se expandan los costados del cuerpo y la espalda, lo que sucede naturalmente en el cuerpo relajado. De hecho, si observa la respiración de una persona dormida, observará exactamente este movimiento del cuerpo mientras dicha persona respira. Es parecido a cómo se rellena un contenedor: primero se llena la parte inferior, luego la parte superior.

4. Ahora exhale. Relaje su cuerpo y verá que la parte superior del tórax se desinfla primero, seguida de la parte inferior. Es como un globo, que se desinfla en forma lenta y equitativa.

5. Trate de seguir respirando así, a plenitud, prestando atención a las dificultades: quizás los hombros traten de elevarse y los músculos abdominales se pongan tensos. Trate de mantenerlos relajados. Si siente que "se está quedando sin aire", deténgase. Respire normalmente unos minutos e inténtelo de nuevo.

Practique esto primero frente a un espejo. Quizás le sorprenderá lo que ve. Tal vez sienta como si el cuerpo se estuviera inflando por completo pero que sólo el tórax se está elevando. Al corregir su método, irá mejorando cada vez más en esta respiración con todo el cuerpo. La práctica es esencial.

Respirar adecuadamente durante el descanso es el primer paso para reentrenar el cuerpo en la respiración adecuada mientras está realizando ciertas actividades, por ejemplo, cuando esté sentado frente a su computadora, disfrutando una cena relajada o practicando su deporte. Cuando haya comenzado a respirar bien comenzará a darse cuenta de que puede reducir sus niveles de estrés si respira hondo unas cuantas veces y permite que sus músculos se relajen. Los músculos relajados se mueven bien. Verá reducirse la tendencia a las lesiones musculares. Su capacidad respiratoria aumentará, con lo que también aumentará su resistencia física. Sus células recibirán un mayor nivel de oxígeno y todos sus procesos orgánicos funcionarán más eficientemente.

Pruebe a hacerlo. Se sentirá mejor.

Disfrute de una dieta con bajo contenido en grasa y alto en fibra y con muchas frutas y hortalizas frescas y agua purificada.

Todos hemos oído la frase "Uno es lo que come", pero pocos de nosotros realmente nos detenemos a pensar en lo que esto significa. Su sentido es muy directo. Nuestro cuerpo está *literalmente* formado por los componentes que le aportamos cuando comemos. Antes de comer algo, piense en los ingredientes que contiene y lo que esos ingredientes aportan a su cuerpo.

Alimentos que podemos disfrutar
Proteínas con bajo contenido en grasa: pescado, pollo, pavo, cortes magros de carne de res y cordero, huevos, frijoles y habichuelas, nueces y semillas

Cereales y productos de cereales integrales: avena, arroz integral, cebada y trigo sarraceno

Frutas y vegetales frescos: las frutas y vegetales orgánicos son muy recomendables, si están a su alcance

Productos lácteos con bajo contenido en grasa

Aceite de oliva

Alimentos ricos en ácidos grasos omega-3, como el pescado salvaje de agua fría y las semillas de linaza

Alimentos que debemos limitar o eliminar
(Regla general: Si tienen ingredientes difíciles de pronunciar, ¡piénselo dos veces antes de consumirlos!)

alimentos que contengan preservantes, aditivos, sustancias químicas

frutas y vegetales cultivados con pesticidas

carnes de animales criados con hormonas y antibióticos

edulcorantes artificiales

alimentos que contengan altos porcentajes de azúcares y harinas procesados (incluidos algunos panes, galletas, tartas y golosinas que contienen principalmente ingredientes procesados)

aceites hidrogenados; grasas parcialmente hidrogenadas; grasas saturadas

Coma y beba en forma adecuada (y suficiente) para su deporte.

Trate de comer y beber en forma sincronizada con sus rutinas de ejercicios. Piense en las exigencias que su deporte impone a su cuerpo y trate de ser consciente de lo que come y cuándo lo come para satisfacer esas exigencias.

1. Consuma una comida ligera de carbohidratos densos en nutrientes, por ejemplo, granos integrales, frijoles, habichuelas o legumbres, varias horas antes de la actividad. Esto le ayudará a realizar la sesión de entrenamiento con energía y vitalidad.

2. Las proteínas ayudan en la reparación del músculo, por lo que es importante consumirlas después de bailar o de hacer ejercicios. Después de una clase o sesión de entrenamiento, pruebe con una merienda mitad proteína y mitad carbohidrato, por ejemplo, un emparedado de manteca de cacahuete. Las proteínas en la cena contribuyen a reparar los tejidos y a prepararlo para el trabajo del día siguiente.

3. Beba mucha agua purificada.

   La sed no da necesariamente la medida de cuánta agua necesitamos. Esto es particularmente cierto cuando hacemos ejercicios. El entrenados de lucha libre de mi hijo en el liceo les dice a los chicos que "la orina debe ser clara y copiosa". Tal vez no *siempre* tenga que ser clara y copiosa, pero definitivamente debe ser clara al menos una vez al día. Cuando la orina es de color amarillo intenso es porque está altamente concentrada, lo que puede ser un indicio de deshidratación. Beba agua durante todo el día y preste atención al color de la orina. No es buena idea concentrar su consumo de líquidos en unas pocas horas al día, sino distribuirlo equitativamente durante todo el día y las primeras horas de la noche. Si la necesidad frecuente de orinar lo hace despertarse, reduzca el consumo de líquidos después de la cena; compénselo entonces con un mayor consumo durante el día.

En general, deberían ser suficientes 64 onzas de líquido procedente de casi cualquier fuente y consumidas durante el día. Sin embargo, si va a realizar ejercicios vigorosos se recomienda la siguiente guía de hidratación:

En las dos horas anteriores a la actividad física intensa, beba de 16 a 24 onzas (de dos a tres vasos de 8 onzas) de agua. (A los senderistas, particularmente los que van de excursión en climas cálidos o secos, a menudo se les aconseja que tomen agua "como un camello", es decir, que beban hasta un cuarto de galón de agua antes de transcurrir una hora del comienzo de su caminata.)

Durante la actividad, deberían consumirse de 4 a 8 onzas de agua aproximadamente cada treinta minutos.

Para aumentar la absorción de líquidos, beba agua que tenga una temperatura aproximada de 40 a 50 grados Fahrenheit (de 5 a 10 grados centígrados). Esto hará aumentar la velocidad de evacuación del estómago y el agua se absorberá en los tejidos más rápidamente que el agua de más alta temperatura.

4. Consuma suficiente agua como para sustituir los fluidos que ha perdido durante la sesión de entrenamiento del día. Si su sesión ha sido intensa, debería consumir más de 64 onzas diarias.

5. Trate de evitar las bebidas azucaradas, pues éstas permanecen en el estómago durante más tiempo que el agua y, por lo tanto, dificultan la rehidratación. También surten un efecto desfavorable en el equilibrio del azúcar en la sangre. Obtendrá un aumento inmediato de energía pero muy poco tiempo después experimentará un déficit de energía.

6. El café deshidrata los riñones y produce un aumento artificial de energía. Trate de evitar beber más de una o dos tazas diarias.

7. El alcohol deshidrata los riñones. Si consume alguna bebida alcohólica, tómela sólo con moderación y compense la deshidratación resultante del consumo de alcohol con el aumento de su consumo de agua.

8. Tome como merienda alimentos densos en nutrientes y bajos en azúcar, por ejemplo, frutas, nueces, semillas, y quesos y yogurt con bajo contenido en grasa.

9. No omita las comidas. Su cuerpo *necesita* combustible para mantener el elevado consumo de energía que nos impone la actividad vigorosa.

Descanse y duerma en nombre de la reparación del músculo.

El sueño es importantísimo, pues rejuvenece. Lo mismo sucede con el descanso, y por descanso me refiero a dar a los músculos que utiliza en su deporte preferido la oportunidad de relajarse y repararse. Permita que los músculos sanen entre una sesión de entrenamiento y otra. La reparación del músculo toma tiempo. En las mejores circunstancias, deberían transcurrir de veinticuatro a treinta y seis horas entre sesiones o clases intensas para que se repare el músculo. La reparación profunda tiene lugar durante el sueño, por lo que debe asegurarse de dormir lo suficiente. Para el adulto promedio, siete horas de sueño son generalmente una cantidad adecuada.

Si encuentra que su cuerpo está agotado o si de momento el esfuerzo físico le resulta particularmente difícil, respete el momento y la necesidad. Permita que el cuerpo descanse. No haga esfuerzos excesivos. Vendrán otros días en los que funcionará a un nivel más alto. Todos pasamos por ciclos. Acepte todas las fases de esos ciclos—las altas y las bajas. Obligarse a uno mismo a hacer ejercicios durante un ciclo de fatiga es una de las causas más comunes de lesiones musculoesqueléticas durante el ejercicio.

En la edad adulta, es posible que los deportistas no podamos estar activos siete días por semana, como hacíamos en la niñez. Quizás nuestros cuerpos se nieguen a jugar béisbol todo el día el sábado y, el domingo, tres set de tenis seguidos de dieciocho agujeros de golf en el día libre. Si reconoce esta realidad y toma las medidas necesarias antes de que el cuerpo dé la señal de alarma al lesionarse, será más feliz a la larga. Tome un día de asueto entre una sesión de entrenamiento y otra. Permita que los músculos descansen y se repongan. Practique un solo deporte cada día. Reciba cuando más una o dos lecciones de baile o de artes marciales al día y deje que el cuerpo descanse durante el resto del día. Si practica la jardinería, ocupación que entraña trabajo intenso, no dedique la mañana a la siembra intensa ni a la limpieza primaveral si espera poder funcionar bien físicamente en la tarde. Busque su propio ritmo. Esto es muy importante.

Dé a la lesión tiempo para sanar.

A nadie le gusta reconocerlo, pero todos los deportistas sufren lesiones en un momento u otro. La triste realidad es que, a medida que envejecemos, nuestros cuerpos sufren lesiones con mayor facilidad y esas lesiones tienden a ser peores que cuando éramos más jóvenes y a no sanar tan rápidamente como antes. Esto lo puede ver incluso en su vida diaria. Cuando uno tenía un catarro a los veinte años, lo eliminaba del sistema en tres a cinco días. En nuestros años de madurez un catarro puede tomar de cinco a siete días para ser eliminado del cuerpo. Los moretones también necesitan más tiempo para sanar por completo; el cuerpo no se recupera con la rapidez que lo hacía años atrás.

De esto se deduce, por lo tanto, que si usted se lesiona, trátese de una lesión relacionada con la actividad que le gusta hacer o con alguna otra cosa, debe esperar a que el cuerpo sane antes de poner reiniciar su actividad. A menudo nos sentimos muy tentados a seguir adelante haciendo caso omiso del dolor, pero esto nunca es del todo satisfactorio, especialmente cuando hemos rebasado la cifra mágica de los cuarenta años. Los esguinces o distensiones musculares tienen que sanarse antes de hacer ejercicios otra vez. De lo contrario, lo más probable es que vuelva a lastimarse o, lo que es peor, a provocar compensaciones musculares que producirán disfunciones físicas, sea inmediatamente o con el paso del tiempo.

Por eso hay que atender de inmediato las lesiones, si llegan a producirse. La idea de que "ya se pasará" es por lo general una esperanza más que una realidad, particularmente en los años activos de la edad madura.

Si sufre una lesión, aplique descanso, hielo, compresión y elevación (en inglés, RICE: *rest, ice, compression and elevation*) dentro de las primeras veinticuatro a cuarenta y ocho horas, y si se trata de una lesión de las articulaciones. Los medicamentos antiinflamatorios son útiles en caso necesario, pero no deben tomarse durante más de unos días sin supervisión médica. Si tiene alguna duda sobre la gravedad de una lesión, busque una evaluación médica.

Si se trata efectivamente de una lesión, tome tiempo de sobra para sanar antes de volver a realizar actividades físicas que someten ese grupo muscular a estrés.

La aplicación de calor húmedo, mediante el uso de una almohadilla térmica húmeda, o el remojo en una palangana o bañera con agua caliente, son muy útiles en el tratamiento de la musculatura sensible y restringida.

Repetiré la verdad que menos nos gusta escuchar: a veces es necesario tomarse un tiempo para sanar. A la larga esto le permitirá practicar su deporte con mayor frecuencia a medida que pase el tiempo. Tomarse su tiempo puede resultar difícil, pero es lo más racional.

No use analgésicos para enmascarar el dolor.

Vivimos en una "sociedad de aspirinas". Muchos queremos ingerir una píldora que haga desaparecer nuestros problemas físicos. Las píldoras son una solución rápida y fácil pero, desafortunadamente, también son dañinas a la larga. Una de las finalidades del dolor es alertarle ante un problema en determinada parte del cuerpo. El dolor limita su capacidad de utilizar esa parte de su cuerpo e impide la continuidad de la acción. Cuando el dolor se enmascara, uno sigue usando el cuerpo como si no existiera la disfunción, lo que suele conllevar mayores lesiones debido al uso excesivo.

Aprenda a sacar provecho del dolor. Cuando duele una parte del cuerpo, es porque requiere atención. Esa atención puede limitarse al descanso o puede requerir una visita al médico o a otro especialista en salud. Sea cual sea la necesidad de su cuerpo, no enmascare el dolor; no finja que no existe. En lugar de ello, ocúpese del problema. A la larga, su cuerpo se beneficiará.

Respete sus limitaciones.

Muy pocos mortales son deportistas naturales y, la mayor parte del tiempo, quienes lo son llegan a convertirse en profesionales. La forma y las condiciones físicas, las aptitudes propias y la edad influyen en nuestra capacidad. Comprenda cuáles son sus aptitudes y limitaciones, es decir, desarrolle sus aptitudes y respete sus limitaciones. Cuando sea capaz de reconocer cuáles son sus limitaciones podrá aceptarlas y reconocer lo que puede hacer y lo que no puede hacer en su deporte. A veces, particularmente en el caso del deportista aficionado serio, perdemos de vista el hecho de que estamos practicando nuestro deporte para divertirnos y cultivar la buena salud y terminamos por obligar a nuestros cuerpos a ir más allá de sus límites. Lo que es peor, nos sentimos enojados, decepcionados o frustrados porque encontramos que el cuerpo no es capaz de desempeñarse como quisiéramos. Es muy importante recordar que no estamos practicando para audiciones de una liga profesional o compañía de ballet. Realmente participamos en nuestro deporte o nuestro arte porque nos regocija: nos encantan el movimiento, la sensación que nos produce en el cuerpo y la camaradería. Recuerde quién es usted y por qué practica su deporte. Al hacerlo, encontrará paz emocional además de placer físico.

Acuda periódicamente a un proveedor de servicios de salud que entienda la musculatura.

Cualquier deportista le podrá decir que los músculos funcionan mejor si les aplica masajes. Esto es importante independientemente de la edad, pero es particularmente importante a medida que entramos en los años maduros. Los músculos deberían estar flexibles y elásticos. La vida diaria, la edad, el estrés y las actividades contribuyen a la tensión física que experimentamos cuando los músculos se ponen más tensos. A menudo nuestra tensión emocional se refleja en la tensión física, y viceversa.

Una de las mejores maneras de hacer frente a esta inevitable tensión física consiste en recurrir a alguien que tenga conocimientos sobre el sistema muscular y trabajar con esa persona durante un tiempo suficiente como para que éste se familiarice con su sistema muscular. Hay muchos proveedores de servicios de salud que saben aplicar terapias de puntos de activación: masajistas, acupunturistas, fisioterapeutas, osteópatas y quiroprácticos, por mencionar algunos. Al tratarse los músculos periódicamente, sea una vez por semana o una vez al mes o incluso varias veces al año, uno puede prevenir lesiones porque los músculos recibirán el masaje y la relajación necesarios antes de que empiecen a causar problemas.

La aplicación de estas pautas puede parecer un tanto intimidatoria, pero podrá incorporar la mayoría de estas sugerencias si piensa en ellas y reconoce su valor en el contexto de su vida. Los cambios más pequeños suelen traer los mejores resultados: un pequeño cambio en la dieta puede contribuir a toda una vida con mejor salud; dedicar un momento a acordarse de relajarse y respirar puede cambiar su día al evitar que se desate una pelea; el estiramiento y el uso de los músculos a lo largo del día le ayudarán a evitar los dolores de espalda del lunes después de un fin de semana muy activo; aumentar un poco el consumo de agua purificada puede contribuir a un funcionamiento mucho más adecuado de sus órganos, sistemas y músculos.

Si no se cree capaz de hacer todas estas cosas, inténtelo con una sola y compruebe cómo se siente. Su cuerpo le dirá cómo le va y lo que necesita. Quizás el cuerpo le diga que quiere más de lo que ya está recibiendo.

Le deseo buena suerte y buena salud.

Músculos asociados

El cuerpo es un todo integral con complejos patrones de inte-rrelaciones entre los músculos. Debido a esto, hay músculos que pueden contribuir a veces a que surja dolor en una zona en particular, aunque sus puntos de activación no refieren el dolor específicamente a esa zona. Los denominaré *músculos asociados*. Durante el tratamiento de los músculos que le producen dolor, compruebe también el estado de estos músculos. Es posible que los encuentre sensibles y restringidos. Trabaje también sobre ellos; su liberación contribuirá a su completa recuperación.

Dispositivos útiles para los tratamientos

Quienes nos dedicamos profesionalmente a cuidar de los músculos usamos las manos como herramientas. Con las manos y dedos es que "vemos" lo que está sucediendo en el cuerpo—con las manos se pueden detectar las restricciones y sentir la liberación.

Las manos y los dedos pueden entrenarse para desarrollar esa fuerza y sensibilidad. Esto es ineludible para los masajistas y terapeutas miofasciales, pero no lo es para casi todos los demás. Y, aunque la fuerza de las manos y los dedos es un medio maravilloso en sí mismo (¡piense en lo bueno que es poder abrir tapas de potes y vasijas!) algunas personas no poseen esta fuerza.

Los medios de tratamiento para los puntos de activación ayudan a compensar esta situación. Usted tiene algunos de estos medios en su propia casa: pelotas de tenis o de squash, gomas de borrar de lápiz. La compañía Pressure Positive ha creado varios instrumentos manuales muy económicos que ayudan a hacer presión directamente en el músculo sin distender las manos y dedos. Visite su sitio web en www.pressurepositive.com.

Una clara imagen mental de las estructuras corporales contribuirá a su capacidad de trabajar con su cuerpo. El lector interesado haría bien en desarrollar esta imagen. El libro *Anatomía: Libro de Trabajo (The Anatomy Coloring Book)*, de Wynn Kapit y Lawrence Elson (Harper and Row, Nueva York, 1977) es de fácil consulta para el inexperto. Las secciones relativas a la anatomía muscular son claras y fáciles de entender. Consultar estas páginas le ayudará a tener una idea gráfica de las imágenes que deben "percibir" los dedos cuando palpan los músculos.

El libro *Exploración física de la columna vertebral y las extremidades* del Doctor en Medicina Stanley Hoppenfeld (Appleton-Century-Crofts, Norwalk, Connecticut, 1976) es una guía excelente para la palpación de huesos, músculos y otras estructuras anatómicas. La forma y los movimientos corporales pueden estudiarse con más detalle en *Anatomía del movimiento*, de Blandine Calais-Germain (Eastland Press, Seattle, 1985).

Índice de patrones de dolor

CEFALEAS Y DOLOR FACIAL

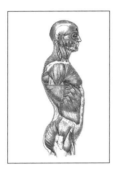

Esternocleidomastoideo, pág. 30

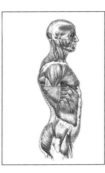

Cervicales posteriores (Semiespinoso de la cabeza), pág. 33

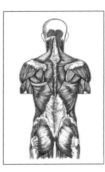

Cervicales posteriores (Semiespinoso del cuello), pág. 33

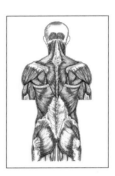

Esplenio de la cabeza, pág. 34

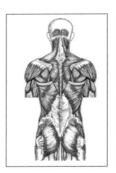

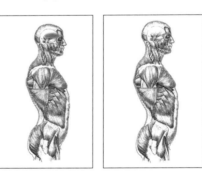

Esplenio del cuello, pág. 36

Masetero, pág. 37

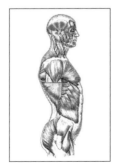

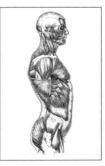

Músculo temporal, pág. 39

Pterigoideos, pág. 40

DOLOR DEL CUELLO Y DE LA PARTE
SUPERIOR DE LA ESPALDA

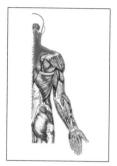

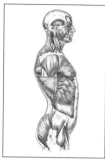

Trapecio, pág. 46

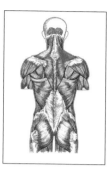

Elevador de la escápula, pág. 49

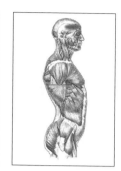

Cervicales posteriores (Semiespinoso de la cabeza), pág. 51

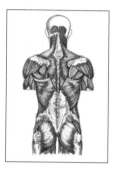

Cervicales posteriores (Semiespinoso del cuello), pág. 51

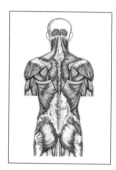

Esplenio del cuello, pág. 52

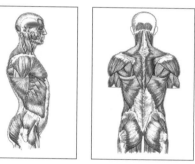

Romboides, pág. 54

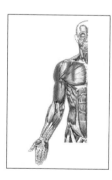

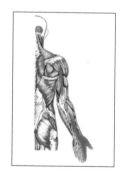

Escalenos, pág. 55

DOLOR DE LOS HOMBROS

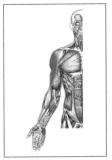

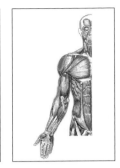

Infraespinoso, pág. 62

Redondo menor, pág. 64

Supraespinoso, pág. 65

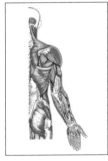

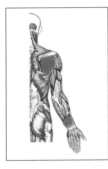

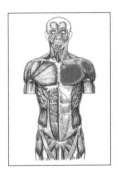

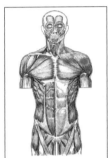

Supraespinoso, pág. 65

Subescapular, pág. 67

Pectoral mayor, pág. 69

Pectoral menor, pág. 71

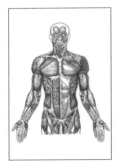

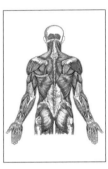

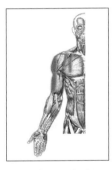

Deltoide, pág. 73

Bíceps braquial, pág. 76

Escalenos, pág. 77

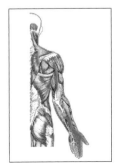

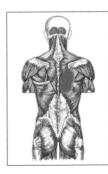

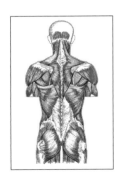

Escalenos, pág. 77

Dorsal ancho, pág. 80

Redondo mayor, pág. 80

DOLOR DE LOS CODOS, BRAZOS Y MANOS

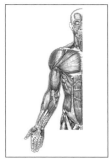

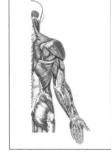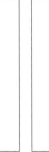

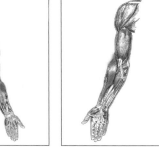

Supraespinoso, pág. 86

Tríceps braquial, pág. 88

Braquiorradial, pág. 89

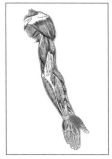

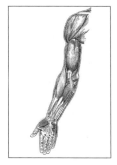

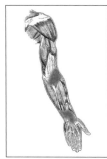

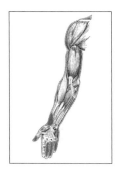

Braquiorradial, pág. 89

Braquial, pág. 90

Extensores de las manos y los dedos, pág. 92

Flexores de las manos y los dedos, pág. 94

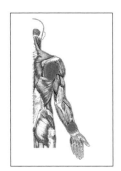

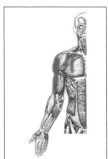

Subescapular, pág. 95

Escalenos, pág. 97

DOLORES EN EL TORSO

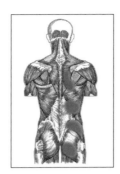

*Erector espinal,
pág. 105*

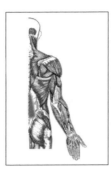

Iliopsoas, pág. 108

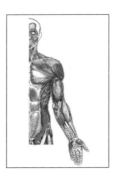

*Abdominales
(transverso del abdomen,
oblicuo interno, oblicuo
externo), pág. 111*

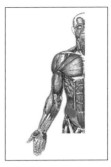

*Abdominales (Recto
del abdomen), pág. 113*

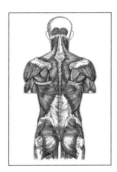

*Abdominales (Recto
del abdomen), pág. 113*

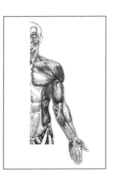

Serrato anterior, pág. 115

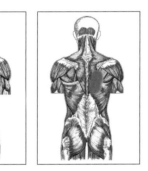

*Dorsal ancho,
pág. 116*

Índice de patrones
de dolor

■

208

DOLOR LUMBAR Y DOLOR DE GLÚTEOS, CADERAS Y MUSLOS

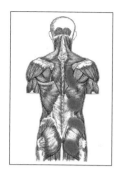

Erector espinal,
pág. 122

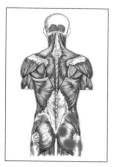

Cuadrado lumbar,
pág. 125

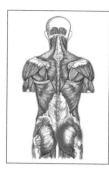

Glúteos (glúteo mayor),
pág. 127

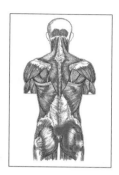

Glúteos (glúteo medio),
pág. 130

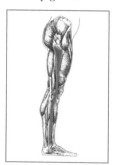

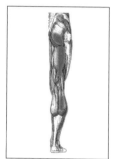

Glúteos (glúteo menor), pág. 130

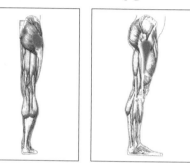

Piriforme, pág. 133

Tensor de la fascia lata,
pág. 135

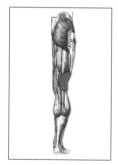

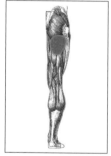

Isquiotibiales (Bíceps
femoral), pág. 136

Isquiotibiales (Semitendinoso
y semimembranoso),
pág. 136

DOLOR EN LA INGLE Y LA PARTE INTERIOR DE LOS MUSLOS

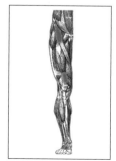

Aductores (Aductor
largo y aductor corto),
pág. 144

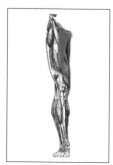

Aductores (Aductor
mayor), pág. 144

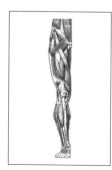

Pectíneo, pág. 147

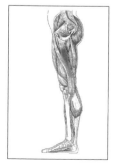

Grácil, pág. 148

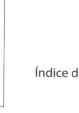

Índice de patrones

de dolor

■

DOLOR DE LOS MUSLOS Y DE LAS RODILLAS

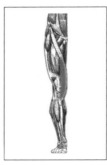

Iliopsoas, pág. 154

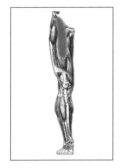

*Cuádriceps femoral
(Vasto medial), pág. 157*

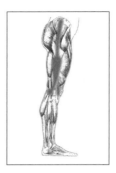

*Cuádriceps femoral
(Vasto lateral), pág. 157*

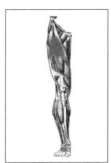

*Cuádriceps femoral
(Vasto intermedio),
pág. 157*

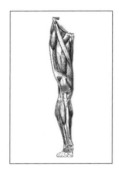

*Cuádriceps femoral
(Recto femoral), pág. 157*

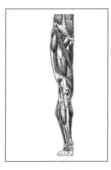

Sartorio, pág. 161

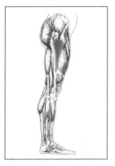

*Tensor de la fascia lata,
pág. 162*

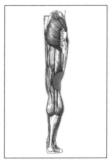

*Isquiotibiales (Bíceps
femoral), pág. 163*

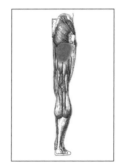

*Isquiotibiales
(Semitendinoso y
semimembranoso),
pág. 163*

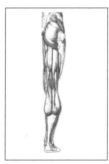

Poplíteo, pág. 166

DOLOR DE LA PARTE INFERIOR DE LAS PIERNAS, LOS TOBILLOS Y EL PIE

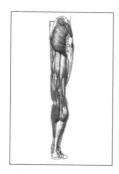

Gastrocnemio, pág. 172

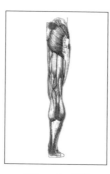

Sóleo, pág. 175

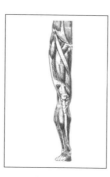

Tibial anterior, pág. 177

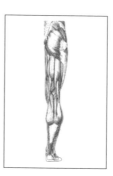

Tibial posterior, pág. 179

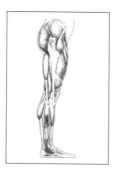

Peroneos (Peroneo largo y peroneo corto), pág. 181

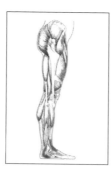

Peroneos (Peroneo tercero), pág. 181

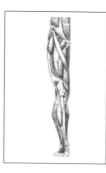

Extensores largos de los dedos de los pies (Extensor largo de los dedos), pág. 183

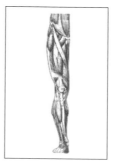

Extensores largos de los dedos de los pies (Extensor largo del dedo gordo), pág. 183

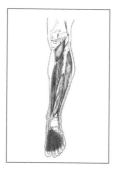

Flexores largos de los dedos de los pies (Flexor largo de los dedos), pág. 185

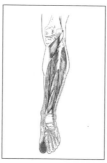

Flexores largos de los dedos de los pies (Flexor largo del dedo gordo), pág. 185

Índice de síntomas

Índice de
síntomas

PARTE INFERIOR DE LAS PIERNAS, TOBILLOS Y PIE

Debilidad/inestabilidad del tobillo

Dificultad en el movimiento

Dedos de los pies

Dolor

Esguince del tobillo

peroneo largo, 181
peroneo tercero, 181
Sensibilidad
talón
sóleo, 175
Tendón de Aquiles
sóleo, 175
Tendinitis de Aquiles
sóleo, 175

REGIÓN LUMBAR, GLÚTEOS, CADERAS Y MUSLOS
Ciática
glúteo menor, 130
piriforme, 133
Dificultad o dolor con el movimiento
al bajar escaleras
cuádriceps (recto femoral), 157
sóleo, 175
al subir escaleras
cuádriceps (vasto intermedio), 157
caminar
cuadrado lumbar, 125
cuádriceps (vasto lateral), 157
glúteo medio, 130
glúteo menor, 130
piriforme, 133
tensor de la fascia lata, 135
darse la vuelta en la cama
cuadrado lumbar, 125
glúteo menor, 130
flexión hacia adelante
erectores espinales, 122
flexión hacia los lados
erectores espinales, 122
levantarse de la posición sentada
cuadrado lumbar, 125
cuádriceps (vasto intermedio), 157
erectores espinales, 122
glúteo menor, 130

isquiotibiales (semimembranoso), 136
mantenerse de pie
cuadrado lumbar, 125
glúteo menor, 130
iliopsoas, 108, 154
piriforme, 133
sentarse
glúteo mayor, 127
glúteo medio, 130
isquiotibiales (semimembranoso), 136
piriforme, 133
tensor de la fascia lata, 135
subir escaleras
erectores espinales, 122
tenderse boca arriba
glúteo medio, 130
tenderse sobre un costado
cuádriceps (vasto lateral), 157
glúteo medio, 130
glúteo menor, 130
tensor de la fascia lata, 135
Discrepancia en la longitud de las piernas
cuadrado lumbar, 125
Dolor
articulación sacroilíaca
cuadrado lumbar, 125
glúteo mayor, 127
glúteo medio, 130
piriforme, 133
sóleo, 175
cadera
cuadrado lumbar, 125
cuádriceps (vasto lateral), 157
glúteo mayor, 127
glúteo medio, 130
glúteo menor, 130
piriforme, 133
tensor de la fascia lata, 135
caja torácica
erectores espinales, 122

iliopsoas, 108, 154
recto del abdomen, 113
cóccix
glúteo mayor, 127
cresta ilíaca
cuadrado lumbar, 125
cuádriceps (vasto lateral), 157
erectores espinales, 122
glúteo medio, 130
glúteos
cuadrado lumbar, 125
erectores espinales, 122
glúteo mayor, 127
glúteo medio, 130
glúteo menor, 130
isquiotibiales (semitendinoso, semimembranoso), 136
piriforme, 133
ingle
aductor corto, 144
aductor largo, 144
cuadrado lumbar, 125
iliopsoas, 108, 154
parte inferior de la espalda (región lumbar)
erectores espinales, 122
glúteo medio, 130
iliopsoas, 108, 154
piriforme, 133
recto del abdomen, 113
sacro
cuadrado lumbar, 125
glúteo mayor, 127
glúteo medio, 130
piriforme, 133
Síndrome piriforme
piriforme, 133

TORSO
Dificultad en el movimiento
flexión hacia adelante
erectores espinales, 105
flexión hacia los lados
erectores espinales, 105

Índice de
síntomas
■